溃疡性结肠炎和克罗恩病自我管理

缪应雷 王昆华 主编

黄奇 兰丹凤 杨刚 马岚青 副主编

人民卫生出版社

图书在版编目（CIP）数据

溃疡性结肠炎和克罗恩病自我管理 / 缪应雷，王昆华主编. — 北京：人民卫生出版社，2019

ISBN 978-7-117-28042-6

Ⅰ.①溃…　Ⅱ.①缪…　②王…　Ⅲ.①结肠炎－自我管理　②克罗恩病－自我管理　Ⅳ.①R574.62

中国版本图书馆 CIP 数据核字（2019）第 023459 号

| 人卫智网 | www.ipmph.com | 医学教育、学术、考试、健康，购书智慧智能综合服务平台 |
| 人卫官网 | www.pmph.com | 人卫官方资讯发布平台 |

溃疡性结肠炎和克罗恩病自我管理

主　　编：缪应雷　王昆华
出版发行：人民卫生出版社（中继线 010-59780011）
地　　址：北京市朝阳区潘家园南里 19 号
邮　　编：100021
E - mail：pmph @ pmph.com
购书热线：010-59787592　010-59787584　010-65264830
印　　刷：北京铭成印刷有限公司
经　　销：新华书店
开　　本：710×1000　1/16　印张：7
字　　数：118 千字
版　　次：2019 年 3 月第 1 版　2019 年 3 月第 1 版第 1 次印刷
标准书号：ISBN 978-7-117-28042-6
定　　价：38.00 元

打击盗版举报电话：010-59787491　E-mail：WQ @ pmph.com
（凡属印装质量问题请与本社市场营销中心联系退换）

溃疡性结肠炎和克罗恩病自我管理

主编

缪应雷　王昆华

副主编

黄　奇　兰丹凤　杨　刚　马岚青

编委（按姓氏笔画排序）

于成功　南京大学医学院附属鼓楼医院

马岚青　昆明医科大学第一附属医院

马燕琼　昆明医科大学第一附属医院

王昆华　昆明医科大学第一附属医院

王怡洁　昆明医科大学第一附属医院

牛俊坤　昆明医科大学第一附属医院

石梦琳　昆明医科大学第一附属医院

代　薇　昆明医科大学第一附属医院

兰丹凤　昆明医科大学第一附属医院

戎　兰　复旦大学附属华山医院

朱云珍　昆明医科大学第一附属医院

刘　艳　昆明医科大学第一附属医院

刘文斌　昆明医科大学第一附属医院

刘阳成　昆明医科大学第一附属医院

刘晓琳　昆明医科大学第一附属医院

孙　杨　昆明医科大学第一附属医院

李　瑾　武汉大学中南医院

李　骥　北京协和医院

李红缨　昆明医科大学第一附属医院

李茂涓　昆明医科大学第一附属医院

李树安　昆明医科大学第一附属医院

李桂萍　昆明医科大学第一附属医院

李敏丽　昆明医科大学第一附属医院
杨　刚　昆明医科大学第一附属医院
杨宇梅　昆明医科大学第一附属医院
吴　静　昆明医科大学第一附属医院
何　瑶　中山大学附属第一医院
张　虎　四川大学华西医院
张　瑜　昆明医科大学第一附属医院
张　磊　昆明医科大学第一附属医院
张　弢　昆明医科大学第一附属医院
张永生　昆明医科大学第一附属医院
张原青　昆明医科大学第一附属医院
张峰睿　昆明医科大学第一附属医院
张海蓉　昆明医科大学第一附属医院
张海燕　昆明医科大学第一附属医院
陆　斌　昆明医科大学第一附属医院
陈　烨　南方医科大学南方医院
陈　焰　浙江大学医学院附属第二医院
陈娅蓉　昆明医科大学第一附属医院
罗　娟　昆明医科大学第一附属医院
南　琼　昆明医科大学第一附属医院
夏蜀娴　昆明医科大学第一附属医院
高　翔　中山大学附属第六医院
唐君瑞　昆明医科大学第一附属医院
黄　奇　昆明医科大学第一附属医院
曹晓沧　天津医科大学总医院
崔　蓉　昆明医科大学第一附属医院
梁　兵　昆明医科大学第一附属医院
董向前　昆明医科大学第一附属医院
缪应雷　昆明医科大学第一附属医院
缪佳蓉　昆明医科大学第一附属医院

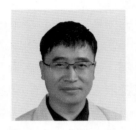

缪应雷 昆明医科大学第一附属医院消化内科主任、博士生导师，博士、教授、主任医师，曾在美国约翰·霍普金斯大学医学院（Johns Hopkins University, USA）学习。获评国家百千万人才工程人选、国家有突出贡献中青年专家，享受国务院政府特殊津贴。云南省中青年学术和技术带头人。任云南省医学会消化病学分会主任委员、中华医学会消化病学分会委员、炎症性肠病学组成员、《中华炎性肠病杂志》编委、《中华消化杂志》通讯编委、胃肠病学杂志编委。

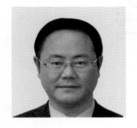

王昆华 昆明医科大学第一附属医院院长，主任医师（二级教授），博士生导师，享受国务院政府特殊津贴。任中华医学会外科学分会和中国医促会外科分会等33个学会（协会）委员、常委、副主任委员、主任委员或荣誉主任委员等。主持国家自然科学基金、国家"十二五"科技支撑计划项目、云南省重大重点项目22项。主编、副主编、副主译、参编专著或教材30部，获授权专利18项，发表研究论文200篇（包括SCI论文50篇）。获科学技术进步奖11项，包括云南省科学技术进步奖一等奖、二等奖等。获评国家百千万人才工程人选、国家有突出贡献中青年专家、原国家卫生计生委突出贡献中青年专家、全国优秀科技工作者、中国医师奖、云岭学者、云岭名医。

前言

溃疡性结肠炎和克罗恩病统称为炎症性肠病，以前在中国很少见，但随着人们生活水平的提高、生活环境的改变以及医师对疾病认识水平的提高，我国报告的发病率逐年升高，现在已成为消化系统的常见病。这两种疾病若得不到正规的治疗，将会迁延不愈，给患者带来沉重的精神和经济双重压力。若发病时间长且没得到很好控制，可能会进展为癌症，严重的甚至造成死亡。儿童患病后可能会出现营养不良、身材矮小等症状，对儿童的生长发育产生严重的后果。究竟什么是溃疡性结肠炎？什么是克罗恩病？如何诊断和治疗？即使有些患者诊断清楚，也不知道从何种渠道获取本病的相关知识，不知道怎么吃药、怎么复查、生活上该注意些什么等。

昆明医科大学第一附属医院消化内科作为云南省消化疾病研究所、昆明市消化疾病诊疗技术工程中心、云南省重点专科、云南省创新团队，二十余年来一直致力于炎症性肠病的研究。本着普及溃疡性结肠炎和克罗恩病基本常识的目的，邀请业内专家编写了这本书。虽然现在网络发达，信息获取便捷，但医学知识大多晦涩难懂，为解决这样的问题，本书用通俗易懂的语言详尽地介绍了溃疡性结肠炎和克罗恩病是怎么发病的、发病时有何表现、需要做些什么检查、该吃什么药、生活上注意什么、可以吃什么、不可以吃什么等大家关心的实实在在的问题，共包含四章内容，涉及三百余个话题，深入浅出，使患者读得懂、用得上。

本书在编写过程中，得到了全国著名消化内科专家陈焰教授、李骥教授、张虎教授、陈烨教授等的帮助，在此深表谢意！

昆明医科大学第一附属医院　缪应雷　王昆华

2018 年 12 月

第一章

溃疡性结肠炎
的相关临床问题

克罗恩病
的相关临床问题

第二章

第三章 溃疡性结肠炎、克罗恩病的相关生活问题

第四章

儿童溃疡性结肠炎
和克罗恩病

溃疡性结肠炎
的相关临床问题

第一节　溃疡性结肠炎的定义与病因

1. 溃疡性结肠炎是什么病，和普通肠炎一样吗

溃疡性结肠炎是发生在结直肠黏膜层及黏膜下层的一种慢性非特异性肠道炎症性病变，和普通肠炎不一样，其病程一般超过 6 周，临床表现为腹泻、腹痛和黏液脓血便，且疾病往往反复发作，甚至持续终身。目前普遍认为，溃疡性结肠炎是易感人群在环境因素以及肠道菌群的参与下，自身免疫功能紊乱引起的一种非特异性炎症性疾病。该病目前可通过治疗控制病情，却不能被治愈。

普通肠炎是由细菌、真菌、病毒和寄生虫等引起的肠道感染，大多数患者短期内可好转，并逐渐恢复，也有部分转为慢性肠炎，但经过正规治疗后可被基本治愈。

2. 溃疡性结肠炎为什么不容易被早期诊断出来

溃疡性结肠炎缺乏诊断的金标准，主要结合临床表现、实验室检查、影像学检查、内镜检查和组织病理学表现进行综合分析，在排除感染性和其他非感染性结肠炎的基础上进行诊断。而肠道感染，甚至服用某些药物引起的临床表现与溃疡性结肠炎临床表现类似，结肠镜检查有时也很难区分，病理结果和实验室指标又缺乏特异性，所以在疾病的早期，往往难以诊断。

溃疡性结肠炎作为一种慢性疾病，往往要经过相当长时间的观察才能

诊断。

3. 溃疡性结肠炎是整个结肠都发生炎症吗

不一定。几乎所有溃疡性结肠炎患者的炎症都是从直肠开始，病变逐渐向上累及。有的患者只在直肠有炎症，有的患者炎症累及左半结肠，有的患者炎症累及整个结肠，而且随着疾病的进展和治疗，炎症的范围可能会发生变化。

4. 溃疡性结肠炎会遗传吗

溃疡性结肠炎的具体病因仍不清楚，目前研究认为该病与遗传、环境、肠道微生物及免疫等因素有关。其各个因素相互作用，环境因素作用于遗传易感者，在肠道致病菌的参与下，启动肠道异常免疫应答，损伤肠道黏膜，持续的炎症会破坏结肠黏膜并引起溃疡性结肠炎的相关症状。

溃疡性结肠炎确实有一定的家族聚集现象，这在西方国家更明显。患者一级亲属（如父母、子女、兄弟姐妹）发生溃疡性结肠炎的危险性是普通人群的 4～20 倍。

5. 溃疡性结肠炎与平时太劳累或是精神压力大有关吗

虽然过度劳累及精神压力大并不是导致溃疡性结肠炎的直接原因，但过度劳累或是过大的精神压力可能会让患者更容易出现腹痛、腹泻、血便等症状或加重这些症状。

6. 溃疡性结肠炎患病人数多吗

溃疡性结肠炎在西方国家较多见，但近年来亚洲国家的炎症性肠病（包括溃疡性结肠炎）的发病率迅速上升。但总体上，仍然明显低于北欧和北美洲等各国。据估计，2015～2025 年，炎症性肠病患者将发生指数级增长，中国将出现超过 150 万的炎症性肠病患者。

第二节 溃疡性结肠炎的临床表现

1. **溃疡性结肠炎临床常见症状是什么**

正常人群的大便常常是黄软便，溃疡性结肠炎常见的症状有腹泻、腹痛和黏液血便。发生炎症的结肠功能明显下降甚至丧失，导致不吸收水分，所以水分随粪便排出体外，出现腹泻。由于炎症刺激结肠肌肉收缩，出现腹痛，往往在排便前加重，排便数分钟后会好转。当炎症持续或进一步恶化时，结肠黏膜会出现溃疡、出血，黏膜表面有炎性渗出物，故大便会带有黏液和血。

2. **为什么会出现恶心、呕吐症状**

出现恶心、呕吐，可能有以下几大原因。

一是疾病本身引起的，溃疡性结肠炎可能导致肠道狭窄，甚至完全性梗阻，发生梗阻时会出现恶心、呕吐。

二是药物因素，溃疡性结肠炎的常用治疗药物如氨基水杨酸制剂、糖皮质激素、免疫抑制剂等可能引起消化道症状，而出现恶心、呕吐；免疫抑制剂等均可能引起消化道症状，因而恶心、呕吐是其最常见的症状。

三是心理因素，患有溃疡性结肠炎，会给患者带来一定的心理压力，与正常人相比，他们常更容易出现焦虑或抑郁，也可能伴有如恶心、呕吐等症状。

3. **溃疡性结肠炎会出现肠道以外的哪些临床表现**

溃疡性结肠炎的病变不仅局限于消化道，还可以有各种肠外表现，包括皮肤黏膜表现（如口腔溃疡、结节性红斑和坏疽性脓皮病）、关节损害（如外周关节炎、脊柱关节炎等）、眼部病变（如虹膜炎、巩膜炎、葡萄膜炎等）、肝胆疾病（如脂肪肝、原发性硬化性胆管炎、胆石症等）、血栓栓塞性疾病等。肠外表现的发生率不高，中国报道的溃疡性结肠炎患者肠外表现比西方国家低，占 1.5% ~ 13.7%，但其表现复杂多样，如果发生肠外表现，常常需要其他专科医师共同协作诊治。

4. 溃疡性结肠炎的并发症主要有哪些

溃疡性结肠炎可能出现各种并发症，如中毒性巨结肠、肠穿孔、消化道出血、肠梗阻及癌变。其中，中毒性巨结肠，表现为腹胀、腹痛明显加重，出现高热、恶心、呕吐等症状；肠穿孔，表现为全腹部剧烈疼痛，甚至呈刀割样；消化道出血，表现为暗红色或鲜红色血便，出血量大时会出现头昏、心慌、没有力气、发冷等症状，甚至晕倒；肠梗阻，表现为肛门排气、排便明显减少甚至消失，腹痛、腹胀明显加重，伴随恶心、呕吐。患病时间长的患者还可能出现结肠直肠癌变。

但是在亚洲国家，溃疡性结肠炎患者发生并发症的可能性比西方国家明显降低，据统计，中国溃疡性结肠炎患者并发症的发生率为 0.6% ~ 9.6%。

5. 溃疡性结肠炎患者结直肠癌变的可能性有多大，如何诊断

溃疡性结肠炎患者随着患病时间的增加，患结直肠癌的风险也随之增加，从患病 10 年到 30 年，患结直肠癌的风险也从 2% 增加到 20%。肠镜和病理组织活检是诊断结直肠癌的主要手段，所以需要定期行肠镜检查，必要时行病理组织检查。

6. 癌变的发生主要与什么因素有关，如何预防

发生结直肠癌的风险主要与发病的年龄、结肠炎症范围和疾病严重程度、结直肠癌的家族史等有关，病史越长、病变范围越广、病情迁延不愈、合并原发性硬化性胆管炎的患者更容易患结肠癌。预防癌变，首先要配合医生积极治疗并控制病情，由医生确定是否有癌变风险，定期回医院复查。目前研究认为，有一些药物可以帮助长期的溃疡性结肠炎患者预防结直肠癌，如 5- 氨基水杨酸（5-ASA）。

7. 出现什么症状时提示结直肠癌变可能

对于病程长、反复发作的溃疡性结肠炎患者，如果出现腹痛加重、便血、贫血及低蛋白血症等，需要考虑病情加重及癌变的可能性，这时需要及

时到医院就诊并进行相关检查。肠镜可检测出可疑病变并行肠黏膜活检，对已经发生癌变的病变及时进行内镜下切除或外科手术切除，以减少结直肠癌的发病率和死亡率。

目前大多数指南推荐在患者症状出现 8 年后即开始行常规结肠镜筛查并行肠黏膜活检。

8. 如何监测结直肠癌变

建议所有溃疡性结肠炎患者在首次肠镜检查后均应定期行结肠镜监测以发现及排除癌前病变和早期结肠直肠癌。

具体筛查间隔时间需要根据患者的具体病情来制定：

1. 所有的溃疡性结肠炎患者，起病 8 年后均应行常规结肠镜监测，并行活组织病理检查。

2. 对同时伴有原发性硬化性胆管炎的患者，应坚持每年进行肠镜监测。

3. 对炎症活动程度为重度、病变范围广泛的患者，应每年进行内镜监测。

4. 对炎症活动程度为轻至中度、病变范围广泛的患者，内镜监测可推迟到 2 ~ 3 年进行。

5. 对左半结肠炎的患者，在初次结肠镜检查后 1 ~ 2 年行肠镜监测。

6. 对炎症病变局限在直肠，其余部位无炎症活动的患者，若病情无变化，可暂时不进行肠镜随访监测。

7. 对炎症后形成息肉、一级亲属（如父母、子女、兄弟姐妹）50 岁以上有结肠癌病史的患者，可 2 ~ 3 年内进行结肠镜监测。

9. 如果发现异型增生或癌变时该怎么处理

目前认为，溃疡性结肠炎患者结直肠癌的发生经历了从反复炎症使结直肠上皮细胞过度增生发展为异型增生再到癌变的过程。异型增生是溃疡性结肠炎相关结直肠癌的癌前病变。异型增生可分为轻、中、重度。轻度至中度异型增生也归为低级别上皮内瘤变，重度异型增生及原位癌归为高级别上皮内瘤变。对于随访期间发现的低级别上皮内瘤变，因其发生结直肠癌的风险较高，可考虑行部分结肠切除术。对于高级别上皮内瘤变的患者，因其发生结直肠癌的风险很高，故推荐行结直肠切除术，具体手术方式由外科医生视患者病情决定。

10. 炎症性肠病患者癌症发生率比普通人高吗

炎症性肠病患者确实可能得癌症，但大家并不需要谈癌色变。首先，大家需要明白的是癌症并不是那么恐怖，现在许多癌症是可以通过治疗得到治愈的。另外，癌症是可以预防并监测的。

炎症性肠病中，溃疡性结肠炎癌变率高于克罗恩病。溃疡性结肠炎癌变占 3% ~ 5%，较一般人群发生率高 3 ~ 5 倍。克罗恩病患者发生小肠肿瘤的风险较普通人群高 60 倍，克罗恩病患者在确诊 10 ~ 25 年内结直肠上皮内瘤变的发生率为 0.5%。除了肠道肿瘤，克罗恩病还可以合并其他的肿瘤，比如淋巴瘤、肺癌、膀胱癌、皮肤癌、上消化道肿瘤，除了淋巴瘤和普通人群发生率差不多以外，其他肿瘤风险均高于普通人群。

第三节　溃疡性结肠炎的诊断

1. 溃疡性结肠炎怎么诊断

溃疡性结肠炎缺乏诊断的金标准，主要结合临床表现、内镜和病理组织学进行综合分析，在排除感染性和其他非感染性结肠炎的基础上作出诊断。溃疡性结肠炎常见的临床表现为持续或反复发作的腹泻、黏液脓血便伴腹痛、里急后重（想解大便时迫不及待，排完后总有排不干净的感觉）和不同程度的全身症状，病程多在 4 ~ 6 周，甚至 6 周以上。

根据患者的病史和临床表现，当怀疑是溃疡性结肠炎时，通常需要进行血液检查、粪便检查、结肠镜检查、病理组织学检查和影像学检查，排除其他疾病引起的腹痛、腹泻等症状后，综合以上结果才能诊断溃疡性结肠炎。

2. 抽血检查包括什么

血液检查通常包括血常规（检查有无贫血和感染）、血生化（检测电解质、肝肾功能和蛋白质水平）以及两种常见的炎症指标（血沉和 C 反应蛋白），还有一些较为特异性的抗体，如抗中性粒细胞包浆抗体（ANCA）等。

3. 留取粪便检查什么指标

粪便检查主要包括大便常规检查和大便培养，看大便中有无血细胞，有无特定的与炎症有关的蛋白质，以及可能引起目前症状的一些细菌、真菌、寄生虫感染等。另外，粪便钙卫蛋白检测还可以评估炎症活动、预测疾病复发。

4. 为什么要取肠黏膜做病理学检查，对人体是否有损伤

取少许的肠黏膜组织一般不会对健康造成影响。取肠黏膜会由专业医务人员在患者同意并签署知情同意书的情况下，在行肠镜检查的过程中夹取少许的肠黏膜进行组织活检，显微镜下的组织病理学检查有助于排除其他在肠镜下看似溃疡性结肠炎的情况，对于明确诊断是至关重要的，同时还有助于判断肠黏膜是否发生了癌前病变甚至癌变。

5. 为什么还需要做 CT 或磁共振检查

有时溃疡性结肠炎与其他疾病如克罗恩病、白塞病、肠结核等很难鉴别，需要进行肠道 CT 或磁共振（MRI）检查以帮助鉴别诊断。CT 小肠成像（CTE）和 MR 小肠造影（MRE）可以评价炎症性肠病的病变严重程度、病变范围，还能观察到肠腔外的并发症等。尤其对于克罗恩病，这些检查可以显示病变的节段性改变，在诊断和鉴别诊断中体现了重要的价值。

6. 为什么还需要做肠道超声检查

肠道超声检查可以判断病变部位，观察回肠和结直肠的肠壁有无增厚，评估肠壁炎症活动程度以及有无肠道狭窄、脓肿和瘘管等并发症。若患者有脓肿，还可在超声引导下行脓肿穿刺引流术，为外科手术做好前期准备。

第四节　溃疡性结肠炎的药物治疗

1. 药物能治好溃疡性结肠炎吗

溃疡性结肠炎是一种原因仍然不十分清楚的终身性疾病，常反复发作，目前还没有特效药物或方法可以完全彻底治好溃疡性结肠炎，但是通过坚持药物治疗也可以明显缓解腹痛、腹泻以及便血等症状。很多患者在疾病的恢复期复查肠镜，可恢复如正常的肠道。

2. 确诊溃疡性结肠炎后，应该什么时候开始治疗

一旦被确诊溃疡性结肠炎，应该马上开始治疗。在被确诊之前，患者可能已经被它的症状困扰了数月甚至数年，一般患病的时间越长，恢复的时间也越长。

3. 应该如何选择治疗方案

需要听从医生的指导，医生会根据患者的具体情况，包括肠道炎症严重程度和病变范围、过敏史、医疗保险和经济状况，以及既往史和对药物治疗的反应等制订适合的治疗方案。

4. 药物能起到什么作用

有的药物只能适当控制症状，如止泻药和止痛药，而有些则可以控制肠道炎症，如类固醇类激素、美沙拉嗪。硫唑嘌呤和生物制剂可以促进肠道黏膜愈合。通过药物的治疗，可以缓解症状，若病情控制得好，复查肠镜看到的肠道跟正常的肠道是基本一样的。

5. 治疗方案在治疗过程中是否一成不变

不是的，治疗方案有"升阶梯"治疗，指在给予首选的或不良反应较少

的治疗方案治疗后，如果无法获得较好的疗效，则需要增加治疗手段。也有"降阶梯治疗"，即在诊断的早期给予了更强有力的治疗方案，疾病在治疗无效时需转换治疗方案。医师会根据患者的病情变化，及对药物的反应，调整治疗方案。

6. 氨基水杨酸类主要包括哪些药物

氨基水杨酸类药物有许多不同种类，如美沙拉嗪、巴柳氮、奥沙拉嗪和柳氮磺胺吡啶。进入人体后，它们都被分解成为相同的活性成分 5- 氨基水杨酸。氨基水杨酸类药物是轻中度活动期和缓解期溃疡性结肠炎患者的主要治疗药物，目前使用最多的是美沙拉嗪。

7. 美沙拉嗪需要服用多久

对于极少数初发、轻症的远端结肠炎患者，症状完全缓解后可停药观察，绝大部分患者需要维持治疗 3～5 年，甚至终身。此外有研究显示，溃疡性结肠炎患者长期规律服用美沙拉嗪可以降低结肠直肠癌变的概率。

8. 为什么要用免疫抑制剂

由于溃疡性结肠炎存在免疫异常，因而免疫抑制剂在疾病的治疗中起重要作用，能显著改善病情。一般用于对糖皮质激素依赖或抵抗的溃疡性结肠炎患者，能有效地防止疾病的复发，还能使长期接受糖皮质激素治疗的患者逐渐减小激素用量，甚至完全停用激素，并且延长病情缓解时间。

9. 免疫抑制剂主要包括哪些药物，可以长期服用吗

治疗溃疡性结肠炎的免疫抑制剂包括传统的免疫抑制剂，如硫唑嘌呤、6- 硫嘌呤、环孢素、甲氨蝶呤等，还有其他类型的免疫抑制剂，如他克莫司、吗替麦考酚酯、沙利度胺等。硫唑嘌呤可以用于维持治疗，且治疗效果较好，所以临床上应用较多，但是免疫抑制剂可能会产生不良反应，需要在医生指导和监测下使用。

10. 服用免疫抑制剂需要注意什么

首先，硫唑嘌呤、6-硫嘌呤起效缓慢，需要 3～6 个月才开始起效，这段时间患者需要同时使用糖皮质激素来控制症状，糖皮质激素不能长期使用，需要按规律减停，不建议同时使用美沙拉嗪等氨基水杨酸制剂，因其可能加大骨髓抑制的风险。其次，免疫抑制剂会影响肝肾功能、抑制骨髓造血功能等，所以用药时需要遵照医嘱服药，并需要定期监测血常规、肝肾功能等。

11. 免疫抑制剂的副作用有哪些

免疫抑制剂的总体风险相对较低。用药后，少数患者可能出现过敏反应、骨髓抑制、消化系统不良反应及感染等。如果发生这些副作用中的任何一种，以后最好不要再用同一种药物。副反应中因骨髓抑制导致的白细胞降低较常见，但通常是可逆的，停药或降低药物剂量一般可恢复正常，必要时需要使用升白细胞药物。

12. 什么是生物制剂

生物制剂是一类新的疗法，它们不是化学合成物质，而是一类特殊的蛋白质，这些蛋白质的作用机制是以抗体的形式，抑制身体特定蛋白质活性，该种蛋白质常可引起炎症。近年来，随着对炎症性肠病发病机制认识的不断深入，大量临床试验的开展，证实了生物制剂对炎症性肠病治疗有效，目前已有多种生物制剂应用于临床。英夫利西单抗是第一个也是目前最常用的生物制剂，其他包括阿达木单抗、维多珠单抗、利妥昔单抗等。

13. 什么情况下可以使用英夫利西单抗，可以长期使用吗

英夫利西单抗可以用来代替激素或帮助撤退激素，当使用激素和免疫抑制剂治疗无效，或激素依赖，或不能耐受上述药物治疗时，可考虑英夫利西单抗治疗。如果病情需要，经济条件也允许，那么可以长期使用英夫利西单抗。因为停药后，身体会形成针对英夫利西单抗的抗体，通过超敏反应的机制，使药物失效。

14. 停用英夫利西单抗后，如果疾病复发再次使用还有效吗

停用英夫利西单抗后，医生一般会采用其他药物维持治疗，但是部分患者可能复发。复发后应用英夫利西单抗再次治疗对大部分患者来说还是有效的，并且据文献报道，约 80% 的复发患者再次使用英夫利西单抗能再次获得缓解。

15. 腹泻严重时可以用哪些止泻药

溃疡性结肠炎导致的腹泻是因为炎症刺激而导致肠黏膜炎性渗出物增多，所以大便次数增多。患者需慎用止泻剂，因为可能导致中毒性巨结肠。蒙脱石散是最常用且很安全的止泻药物，最好在饭前服用，因为食物可以刺激胃肠道排泄，还可适当加用益生菌，调节肠道菌群。严重腹泻可能造成电解质紊乱，可能需要加强补液、补充电解质。

16. 中药对溃疡性结肠炎有效吗

有一定效果。溃疡性结肠炎患者可服用葛根芩连汤、白头翁汤等，但目前对中药的治疗机制不明确，在中药治疗中仍有可能用到如雷公藤之类的有类免疫抑制剂作用的药物，其副作用与硫唑嘌呤等免疫抑制剂类似，运用时需密切监测血象、肝肾功能变化。但目前炎症性肠病的国际指南中均未提到中药，故不首选中药治疗。

17. 用于溃疡性结肠炎的肛门栓剂有哪些，如何使用

常用的肛门栓剂有美沙拉嗪栓，是溃疡性结肠炎常用的局部用药。此外还有甲硝唑栓，可用于抗厌氧菌感染。排便后，患者可取侧卧位，放松肛门，一手牵开臀部肌肉以扩大肛门，另一手用戴有指套的食指顶住栓剂的底部，将栓剂顺势从肛门口塞入肛内，动作要轻柔，栓剂进入肛门后，可配合轻轻收缩肛门，将栓剂进一步纳入，避免粗暴操作。

18. 一般使用什么药物维持疾病缓解

用于溃疡性结肠炎维持缓解的药物，有氨基水杨酸制剂、免疫抑制剂和生物制剂。不能使用糖皮质激素维持疾病缓解，因为长期使用会导致严重的不良反应。

第五节　溃疡性结肠炎（同克罗恩病）的激素治疗

1. 炎症性肠病什么时候会用激素治疗

炎症性肠病在病情处于活动期时，都可以使用激素。轻度活动期炎症性肠病可使用布地奈德局部治疗；中度活动期炎症性肠病，可以用激素进行诱导缓解；重度活动期炎症性肠病需使用具有全身作用的激素，通过口服或静脉给药。

2. 炎症性肠病为什么要用激素

糖皮质激素就是我们常说的激素。激素在炎症性肠病的治疗中应用较多。包括两大类，一类是局部作用型激素（布地奈德、倍氯米松），另一类是全身作用型激素（泼尼松、甲泼尼龙、泼尼松龙）。炎症性肠病是由多种因素引起的、与机体免疫紊乱有关的非感染性炎症，而激素能够减轻炎症反应，所以在治疗炎症性肠病时，激素使用较多。但是这并不代表激素就能够治愈炎症性肠病，据文献统计，只有 60% 左右的炎症性肠病患者能达到短期内疾病缓解，25% 左右患者部分缓解，15% 左右患者对激素治疗无反应。

3. 为什么选用副作用较大的激素治疗

激素是炎症的"克星"，还具有抑制免疫应答、抗感染、抗休克等作用。激素可以治疗很多疾病，特别是在某些危重症患者的抢救中发挥了巨大的作用。一般中重度炎症性肠病患者需要使用激素治疗。每个事物都有两面性，糖皮质激素可以治疗炎症性肠病，但同时也会带来一定的副作用。

激素的副作用包括：

外貌的改变（痤疮、满月脸、水牛背、皮肤紫纹、水肿）；

睡眠和情绪紊乱；

糖耐量异常（指血糖超过正常水平但是没达到糖尿病的诊断标准）；

骨质疏松；

股骨头坏死等。

以上副作用，有些是无法避免的，有些是可以预防的，比如激素治疗时间超过 12 周，需要同时服用钙剂、维生素 D 进行骨质保护性治疗。

4. 激素一般要使用多长时间

一般来说，激素使用时间在 3 ~ 6 个月，超过 6 个月则没有了维持作用，激素不能作为长期维持治疗的药物，必须在专科医生的指导下调整激素的用量或停药。治疗炎症性肠病时，常用的激素分为局部作用型激素和全身作用型激素。局部作用型激素主要包括布地奈德和倍氯米松。布地奈德的治疗剂量每次 3 毫克，每天 3 次，口服，一般在临床症状缓解后（8 ~ 12 周）改为每次 3 毫克，每天 2 次，口服，共使用 3 ~ 6 个月。全身作用型激素，包括甲泼尼龙、泼尼龙、泼尼松龙。推荐的使用剂量是泼尼松每千克体重每天 0.75 ~ 1 毫克（其他的全身作用型激素剂量都要换算成相当于上述的泼尼松的剂量），比如说体重 60 千克的克罗恩病患者，泼尼松剂量是每天 45 ~ 60 毫克，达到临床缓解后，每周减 5 毫克泼尼松，当减到每天 20 毫克时，需要减慢减量速度，每周减 2.5 毫克，直至减停。

5. 如果激素用量减不下来怎么办

激素用量减不下来的原因有很多，如果是疾病还没有得到控制，那常常提示需要换药甚至手术了。在保证疾病没有活动的情况下，从开始使用激素的 3 个月不能将激素用量减少到相当于泼尼松每天 10 毫克（2 片）的剂量，或者激素停用后 3 个月内疾病复发，都称之为"激素依赖"。如果存在激素依赖，就需要换药，加用免疫抑制剂或生物制剂，必要时还可能需要手术。如果是激素减量就出现疾病复发或指标活动，大部分是由于免疫抑制剂等维持缓解的药物使用还不到位。

6. **激素可以治愈炎症性肠病吗，能否长期使用激素**

激素确实在炎症性肠病的治疗中发挥了重要的作用。但并不能长期持续使用激素，首先激素有很明显的副作用，其次激素使用 6 个月以上，并不能一如既往地控制病情，缓解症状，反而有可能会加重病情，诱发严重的感染。

第六节　溃疡性结肠炎（同克罗恩病）的营养支持治疗

1. **炎症性肠病为什么会出现营养不良**

营养不良在炎症性肠病患者中较为常见，约85%的患者存在营养不良，而克罗恩病患者更容易出现营养不良，约 90% 的克罗恩病患者均可出现。营养不良发生的原因有以下几个：①进食可能诱发腹痛、腹泻、梗阻和出血等胃肠道症状，造成患者进食恐惧，导致营养摄入不足；②肠道炎症、溃疡和腹泻的影响导致肠黏膜表面丢失的营养物质增加；③肠外瘘、肠内瘘以及反复小肠（尤其是回肠）切除会导致肠管吸收面积减少；④活动期或者合并感染的患者存在高分解代谢，增加能量的消耗；⑤治疗药物（如柳氮磺吡啶、糖皮质激素）对营养和代谢产生不良影响。

2. **如何判断存在营养不良**

一般来说，可以粗略地用体重指数来判断。体重指数（BMI）计算公式为体重（千克）/[身高（米）× 身高（米）]，结果正常范围是 18.5 ~ 24 千克／米^2。体重指数低于 18.5，考虑存在营养不良。但是体重指数对于营养不良的检测并不是那么得精确，且并不能评估患者是否需要营养支持治疗，所以在临床上，医生会通过营养风险筛查工具 NRS-2002，NRS-2002 评分大于等于 3 分提示有营养不良风险，需进行营养支持治疗。还可以通过抽血检测一些指标，评估营养不良分级。

营养不良分级

营养不良生化参数	轻度	中度	重度
白蛋白（g/dl）	3.5 ~ 3.0	2.9 ~ 2.5	< 2.5
转铁蛋白（mg/dl）	150 ~ 200	100 ~ 149	< 100
前白蛋白（mg/dl）	18 ~ 22	10 ~ 17	< 10
视黄醇结合蛋白（mg/dl）	2.5 ~ 2.9	2.1 ~ 2.4	< 2.1
淋巴细胞数 mm³	1200 ~ 1500	800 ~ 1199	< 800

3. 存在营养不良会有什么后果，该如何改善

营养不良会削弱患者抗感染的能力，还可能会影响患者手术切口和肠吻合口的愈合，增加手术并发症发生率和病死率，延长住院时间，降低生活品质。另外，营养不良是造成克罗恩病儿童和青少年生长发育迟缓的主要原因。存在营养不良，需考虑营养支持治疗，目前营养支持治疗包括肠内营养和肠外营养。肠内营养是经胃肠道提供代谢需要的营养物质和其他各种营养素的营养支持方式。肠外营养是从静脉内供给营养作为危重患者的营养支持方式。

4. 肠内营养制剂包括哪些，一般需要使用多少

肠内营养制剂包括氨基酸型、短肽型、整蛋白型和 α- 酮酸，一般用于克罗恩病患者的是前三者。一般来说，成人缓解期克罗恩病患者所需的能量与普通人群一样，每天每千克体重需要 25 ~ 30 千卡，活动期克罗恩病比缓解期克罗恩病患者需要的能量高出 8% ~ 10%，另外，体温每升高 1℃，所需的能量增加 10% ~ 15%。故克罗恩病患者肠内营养的量不仅需要用体重来计算，还需要根据患者的疾病状态来计算。

常用的肠内营养制剂

类型	主要成分
氨基酸型	氨基酸、脂肪和碳水化合物等
短肽型	乳清蛋白水解物、麦芽糊精、植物油等
整蛋白型	麦芽糊精、酪蛋白、植物油等

5. 肠内营养一定要用鼻饲管吗，可以口服吗

炎症性肠病患者常常需要使用肠内营养，目前还不清楚营养液到底鼻饲更有效，还是口服更有效。不过，我国的炎症性肠病营养指南（《2013 年炎症性肠病营养支持治疗专家共识》）建议每天需要摄入的营养液所含能量超过 600 千卡最好用鼻饲。对于胃肠道功能不是很好的患者，鼻饲可以每天 24 小时不间断、缓慢地滴入胃内，缓慢吸收。另外，有些肠内营养液口味并不是很好，所以如果需要长期使用营养液，最好是使用鼻饲。

6. 什么时候需要使用肠内营养

中重度营养不良、营养状况良好但 NRS-2002 评分大于等于 3 分，儿童或青少年炎症性肠病患者合并有生长发育迟缓或停滞的，需使用肠内营养进行营养支持。有手术指征的炎症性肠病患者合并营养不良或者有营养风险时，建议纠正营养不良后再行手术治疗。另外，肠内营养还可以用于儿童或青少年炎症性肠病患者的诱导缓解和维持治疗。

7. 肠内营养可以治疗炎症性肠病吗

营养支持不但能够改善患者的营养状况，提高生活质量，减少手术并发症，还可以维持和诱导疾病缓解。营养支持治疗与药物治疗在溃疡性结肠炎和克罗恩病治疗中相辅相成，药物治疗是基础，药物治疗控制病情可以改善营养状况，但某些药物也可导致营养不良，营养支持治疗能改善溃疡性结肠炎和克罗恩病对药物治疗的反应性。除此之外，肠内营养几乎没有药物不良反应，可以长期使用。

8. **可以在家进行肠内营养吗**

可以的。病情相对平稳且需要长期营养支持的患者可以在家使用肠内营养，可以口服或者鼻饲。因鼻饲需要使用营养管，可能会出现管道阻塞、打折、脱落等情况，需要小心护理，若出现以上情况，需及时到医院处理。

第七节　溃疡性结肠炎的手术治疗

1. **溃疡性结肠炎什么时候需要手术治疗**

溃疡性结肠炎在内科治疗无效、明显影响生长发育、不能耐受药物副作用、癌变或伴有严重肠外表现时应考虑择期手术治疗；对于出现大出血、肠穿孔、中毒性巨结肠、病情加重出现暴发性结肠炎时，需要急诊手术治疗。

2. **医生一般会选择什么手术方式**

溃疡性结肠炎患者的标准手术方式目前认为是全结直肠切除、回肠储袋肛管吻合术，方法是切除全部大肠后，对折末端回肠并做出一个约 20 厘米长的袋子，然后将袋子与肛管接起来，这样既切除了病灶又保留了肛门。但是在急诊的情况下只能先做肠造口术（切除或不切除病变肠管），等情况好转后再做回肠储袋肛管吻合术。

3. **只有一部分结肠发生病变，为什么要切除全结肠**

很多年前，外科医生尝试只切除发生病变的结肠，然后将正常的结肠和肛门缝合起来。结果发现，这并不能解决问题，因为溃疡性结肠炎是发生在结肠直肠的慢性非特异性炎症，仅切除病变肠段，剩余肠段也会发生病变，甚至出现严重急性并发症或内科治疗效果不佳的情况，所以发病患者最终还是需要多次手术切除结肠，最终结果和全结肠一次性全切是一样的。

4. 手术后还能正常排便吗

回肠储袋作为一个容器，可以使患者能够根据需要排便，虽然大便次数要比普通人的排便次数多，可能每天 6 ~ 7 次，但是可以控制。储袋是由小肠做成的，直接连接到肛管，因此手术前确保末端回肠正常是非常重要的。

5. 手术的并发症有哪些

全结直肠切除、回肠储袋肛管吻合术的早期并发症包括储袋出血、小肠梗阻、盆腔感染及储袋相关瘘。储袋出血是术后早期最常见的并发症，小肠梗阻是较常见的并发症，盆腔感染是术后早期最严重的并发症。瘘可以发生在储袋肛管吻合口、储袋体部、储袋顶端等位置，反复出现瘘的患者应警惕克罗恩病的可能。术后远期并发症包括储袋炎、封套炎、储袋失败、储袋异型增生及癌变、肛管狭窄等。储袋炎是术后最常见的远期并发症。

6. 如果并发肠梗阻怎么办

小肠梗阻是较常见的并发症，肠梗阻发生后可立即通过禁食、留置胃管及使用抑制肠液分泌的药物等非手术治疗的方法控制病情的进展，多数患者经保守治疗后能好转。但少数患者肠梗阻出现突然，且短时间内病情迅速加重，这种情况极易导致肠坏死，往往需要急诊手术来解除梗阻。

7. 什么是储袋炎，如果发生储袋炎怎么办

储袋炎的病因和发病机制尚不完全清楚，可能是由于储袋内菌群改变以及机体的免疫反应所导致，其临床表现为排便次数增多、里急后重、腹痛、盆腔疼痛和瘘管形成等。储袋炎按病程可分为急性（< 3 周）、慢性（≥ 3 周）；按发病频度分为偶发性（急性发作 0 ~ 1 次）、复发性（急性发作 2 次或以上）和持续性；按对抗生素的反应性分为抗生素敏感型、依赖型和耐药型。

储袋炎主要采用药物治疗，多数患者经过 1 周的抗生素治疗后症状好转。抗生素无效者可口服或局部使用布地奈德、美沙拉嗪等。对于难治性储

袋炎应排除巨细胞病毒及难辨梭菌相关储袋炎。各种治疗均无效后，才考虑手术切除储袋。

8. 外科手术对生育有影响吗

盆腔的手术可能会造成女性生殖系统粘连，造成受孕概率下降甚至不孕。对于男性，盆腔手术可能损伤盆腔自主神经，造成阳痿、射精障碍等而继发不育。不过只有少数患者会出现，腹腔手术则不会有上述影响。

第八节　溃疡性结肠炎的其他治疗

1. 粪菌移植可以治疗溃疡性结肠炎吗

粪菌移植是把健康人粪便中的功能菌群移植到患者胃肠道内，重建具有正常功能的肠道菌群，实现对肠道及肠道外疾病的治疗。粪菌移植可作为治疗溃疡性结肠炎的一种方法，在炎症性肠病的治疗中取得了较好的疗效，但缺乏大型临床研究数据佐证该治疗效果。

2. 干细胞移植可以治疗溃疡性结肠炎吗

骨髓的间充质干细胞是一种具有多向分化潜能的细胞，在特定的条件下，能诱导分化形成多种非造血组织细胞，它能够随血液循环到达肠道，并定植在肠组织中。有研究报道干细胞可以定向的迁移到受损伤的结肠组织，并对结肠黏膜具有修复作用。干细胞移植治疗为溃疡性结肠炎患者带来了希望，但尚缺乏足够的临床资料，目前正成为研究热点之一。

3. 白细胞洗涤可以治疗溃疡性结肠炎吗

白细胞洗涤是指应用白细胞或粒细胞吸附性血浆分离置换，去除患者血浆中被激活的炎症细胞，达到缓解炎症的效果。白细胞洗涤作为一种新兴的非药物治疗手段，治疗过程简单、安全性高，可作为氨基水杨酸或激素治疗无效的炎症性肠病患者的辅助治疗，可能成为未来炎症性肠病治疗手段重要选择之一。

4. 自身免疫疗法可以治疗溃疡性结肠炎吗

自身免疫疗法是指抽取患者自身血液进行免疫细胞分离后，将免疫细胞在体外培养、激活和扩增处理，产生高效的特异性细胞，然后回输到患者体内，从而达到抗肿瘤、免疫调节等目的。自身免疫疗法一般不作为溃疡性结肠炎的常规治疗手段，可作为中重度溃疡性结肠炎患者的辅助治疗，目前仍然缺乏足够的临床资料。

5. 中医能治愈溃疡性结肠炎吗

不能。目前溃疡性结肠炎的病因并不清楚，只能通过治疗维持缓解状态，尽可能延迟手术时间，西医无法治愈溃疡性结肠炎，中医也无法治愈。溃疡性结肠炎以西医治疗为主，中医治疗为辅，维持长期缓解。

第九节　溃疡性结肠炎患者的复诊随访

1. 患者为什么要复诊，为什么要随访

首先要明确的是，良好、规律的复诊与随访是降低疾病复发概率的重要措施之一。在确诊后，患者定期复查相关检查，请医生评估病情的轻重，评估药物的疗效，并且根据病情的变化及时调整药物的剂量或者改用其他药物。溃疡结肠炎和克罗恩病是慢性病，在治疗过程中，需要医生的长期参与，许多医院都建立了随访机制，就是在诊治后，对患者继续追踪、随访。通过随访，可以方便医生对患者的病情进行追踪观察，从而更好地为患者服务。随访工作必须由医院、患者及家属共同配合完成。

2. 溃疡性结肠炎患者多久随访复诊一次

对大部分病情稳定的患者，2～3 个月随访一次是足够的；如果患者对自己的疾病非常了解，疾病也很稳定，6～12 个月随访一次也可以。若疾病复发，则应立即就诊。在近期随访中，医生主要观察患者的治疗效果和反应，并根据随访情况和复查结果来调整用药；远期随访可获得某一治疗方案的长期效果、了解远期并发症及生存时间的情况等。

3. 随访复诊的内容一般包括哪些

在溃疡性结肠炎活动期，随访通常会密集些，抽血复查炎症指标（如 C 反应蛋白、红细胞沉降率）、血常规、肝肾功能情况及白细胞水平等，以了解用药后的效果和副作用。当用药一段时间后，若病情比较稳定，则可每 3 个月随访一次。而在这些复诊中，有时候需要做一下肠镜或影像学检查（CT 或 MRI），了解疾病恢复的情况。

4. 如何预防溃疡性结肠炎复发

预防溃疡性结肠炎复发最关键的是要与专科医师保持联系，定期复诊；遵照医嘱、坚持服药，不要随便停用维持溃疡性结肠炎缓解的药物；此外，还需注意保持清洁的饮食，保持乐观的情绪，释放压力；规律作息，适当运动，充分休息等。

5. 如何判断自己的病情是加重还是减轻

需要关注大便次数和性状，如出现大便次数增多（≥ 6 次/天），有明显的脓血便及腹痛，并伴有发热、疲倦、贫血、消瘦等全身症状时，多考虑病情加重。反之，大便次数减少，每天 1～2 次，无脓血便、发热、腹痛等，说明病情好转。

第二章

克罗恩病
的相关临床问题

第一节　克罗恩病的定义与病因

1.　克罗恩病是什么病

克罗恩病是炎症性肠病的一种，症状表现为腹痛、腹泻、发热、贫血、体重减轻等。这些症状可能不同时出现。克罗恩病的病变可以累及从口腔到肛门整个消化道的任何部位，但最常累及回肠末段和邻近结肠。目前克罗恩病的原因尚不明确，它是一种慢性、反复发作的肠道疾病，通过治疗后，很多因克罗恩病引起的症状被控制，但目前还无法治愈该病。亚洲国家炎症性肠病患者的死亡率明显低于西方国家，总体 10 年存活率约 97%。大部分的克罗恩病的患者可以正常地生活、学习和工作，只有少数患者因为疾病反复发作，使得生活质量下降，但很少有患者会因该病失去生命。

2.　克罗恩病是不是比较少见

总体来说，中国的炎症性肠病患者较少（发病率较低）。在北美，大概每年新诊断的克罗恩病患者有约 20.2/10 万，中国目前统计数字不清楚，但远远低于美国。在部分地区的调查显示每年新诊断克罗恩病的患者约为 0.85 / 10 万。近年来，有越来越多的患者被诊断为克罗恩病。克罗恩病可以在任何年龄段发病，但好发于 20～30 岁。

3. 为什么会得克罗恩病

克罗恩病目前病因暂不明确。现有的研究提示克罗恩病是多因素导致的疾病，可能与遗传、环境以及免疫等因素有关。目前较为确切的解释是，患者可能对克罗恩病有易感性，而环境中的某些因素触发了机体的异常免疫反应，这些异常免疫反应对外来入侵因素进行排斥攻击，攻击的同时也损伤了自己的肠道，这就是炎症的开始。机体的免疫系统持续不停地攻击，炎症也继续发展破坏胃肠道黏膜，从而引起了克罗恩病的一系列症状。

4. 克罗恩病会遗传吗

目前的研究表明克罗恩病有遗传倾向，即有家族聚集性。国外的研究表明与普通人群对比，患有克罗恩病的人，其一级亲属（父母、子女）患这个病的概率是 5%～20%，其兄弟姐妹患这个病也比正常人高 35%，目前我国暂时没有研究证实。亚洲国家的炎症性肠病家族史比西方国家少见，一项针对美国白人和中国人的研究显示，美国白人有克罗恩病家族史的占比为12%，中国人有克罗恩病家族史的占比仅为 1%。

5. 克罗恩病发病与饮食有关系吗

克罗恩病是一种多个综合因素导致的疾病。目前的研究提示饮食是克罗恩病发病及复发的重要因素，但具体哪些食物诱导克罗恩发病，并不十分明确。根据现有的流行病学调查提示，动物蛋白和脂肪、腌制食品、甜食可能是克罗恩病起病和疾病复发的影响因素，膳食纤维、水果、蔬菜可能对抑制克罗恩病起病有作用。

6. 克罗恩病发病与过敏有关系吗

大家平常所说的过敏是狭义的过敏，比如皮肤过敏。而过敏的医学定义是指变态反应，而这个变态反应是指机体受到某些外界物质（医学上称其为抗原）刺激时，出现生理功能紊乱或组织细胞损伤的异常适应性免疫应答所致。而克罗恩病的发生是具有易感因素的人群对不良的环境因素产生过激的免疫应答，从而导致以累及消化道为主的慢性炎症性损伤。从广义上讲，克罗恩病是发生在消化道的复杂的过敏反应。

7.　克罗恩病发病与吸烟有关系吗

目前国际上公认吸烟是克罗恩病发病的一个危险因素。有研究表明吸烟者患克罗恩病的概率较不吸烟者高 2 ~ 5 倍。吸烟可能会导致疾病早期复发，影响药物治疗效果，增加糖皮质激素及免疫抑制剂的用量，影响手术术后伤口愈合，而且吸烟的克罗恩病患者更容易发生肠穿孔和肠梗阻。所以建议克罗恩病患者不要吸烟，如果现在还在吸烟，请一定要戒烟，并且还要避免吸二手烟。现在虽然明确吸烟是克罗恩病发病的危险因素，且影响克罗恩病病情，但暂未明确烟草的哪种成分对克罗恩病有害，可能是尼古丁、焦油或其他成分。克罗恩病患者应该戒烟，电子烟中的烟油可能不含尼古丁，但还含有甘油、酒精等，尚不明确是否对克罗恩病病情有影响，所以也不建议吸电子烟。

8.　克罗恩病发病与饮酒有关系吗

在法国的一项研究提示，葡萄酒的摄入与克罗恩病较低的发病率有关，而啤酒的摄入与克罗恩病较高的发病率相关。但在我国没有做过这类研究。所以饮酒是否与克罗恩病有关暂不清楚。但酒精对于肠道有非常强的刺激作用，会加重克罗恩病的症状，降低机体免疫力且影响维生素 B_1 的吸收，故克罗恩病患者不建议饮酒。

9.　是不是切除了阑尾容易患克罗恩病

阑尾切除术与炎症性肠病的关系仍然有争议。大多数研究提示阑尾切除术是溃疡性结肠炎的保护因素。但对于克罗恩病而言，阑尾切除术可能是危险因素。不过很多学者指出，由于两种疾病均可以有类似的腹痛表现，早期可能将克罗恩病误诊为阑尾炎而行阑尾切除术，如果二者发病相隔时间较短（如 5 年以内），则可能与早期误诊有关。因此，它们并没有确切的关系。

10. **克罗恩病发病与环境污染有关系吗**

目前没有研究证实克罗恩病与环境污染有关，但并不排外环境污染在其中起到一定作用。虽然目前已有研究证实肠道微生物与克罗恩病的发病有关，但并不能明确克罗恩病与环境污染的关系。

11. **哪些人容易患克罗恩病**

遗传因素在克罗恩病的发病中占据了重要地位，故患者的直系亲属相较于一般人群患克罗恩病的可能性要大大增加。克罗恩病常见于年轻人，平均发病年龄 20～30 岁，如果发病年龄小于 18 岁，提示疾病预后不好，也就是疾病不容易控制。克罗恩病在经济发达地区有较高发病率，在经济欠发达地区发病率相对较低，这可能与西方化的饮食有关。脑力劳动者及混合劳动者有较高发病率，体力劳动者发病率相对较低，这可能与精神压力有关。

第二节　克罗恩病的临床表现

1. **克罗恩病会有哪些表现**

克罗恩病的临床表现包括胃肠道症状和肠道外症状，胃肠道症状包括：腹痛、腹泻、便血等，症状因人而异，不同阶段表现也不一样。还会引起发热、乏力、贫血、体重下降等全身症状，还可导致儿童患者生长发育迟缓。炎症可能会形成肠与肠之间的瘘管或者肠道与其他脏器如膀胱、阴道或皮肤间的瘘管。肠瘘通常发生于肛周，会有黏液、脓液或粪便从瘘口流出。有些还会出现肠道狭窄、肛裂、肛周脓肿等相关表现。症状可轻可重，急性发作活动期症状明显，处于缓解期也可以无症状。患者还可出现眼睛红肿和干痒、口腔溃疡、关节红肿和疼痛、皮肤病变、骨质疏松、尿路结石、肝脏病变等肠外表现。在某些患者，肠外表现可能是克罗恩病的最早表现，甚至早于消化道症状。

2. **确诊克罗恩病后时常会觉得胃部不适，是什么原因**

克罗恩病不仅仅可以发生在肠道上，它可以发生在消化道的任何部位，包括胃。若是感觉到胃不舒服，有以下几种可能性：

第一，克罗恩病的病变累及胃，所以感觉到不舒服。

第二，治疗克罗恩病可能会用到糖皮质激素和其他的药物，服用这些药物多多少少都会出现胃肠道不舒服，严重的可能会造成溃疡、出血等并发症。

第三，患者常说的"胃"这个地方，在医学上称为"上腹部"，有很多疾病可以引起上腹部不适，若出现胃不舒服的症状可能是由克罗恩病本病引起的，也有可能是其他的脏器出现问题。

第四，克罗恩病可能引起肠梗阻，若肠道出现梗阻，可能会出现腹胀的情况。

总而言之，建议患者观察一下自身上腹部不适是否与饮食、服药有关，并建议及时到医院就诊寻找病因。

3. **同样是克罗恩病，为什么表现都不太一样**

克罗恩病的临床表现在每个人身上都可能不太一样。有以下几个原因：

第一，克罗恩病可以发生在消化道的任何部位，口腔、食管、胃、十二指肠、空肠、回肠、结肠、直肠、肛门，病变部位不同，临床表现也不一样。

第二，克罗恩病病变部位有些出现了穿孔，有些出现了肠腔狭窄。

第三，有的病情处于活动期，有的是缓解期，所以每个克罗恩病患者的表现都不一样。

克罗恩病的类型、发病部位以及临床分期详见如下表格。

克罗恩病的类型

类型	表现
非狭窄非穿透型	腹痛、腹泻
狭窄型	便秘、肠梗阻、呕吐
穿透型	腹部剧痛、腹肌紧张以及腹膜炎

克罗恩病的发病部位

发病部位	表现
回肠末端	腹痛、腹泻、体重下降
结肠	腹泻、黏液脓血便、腹痛
回结肠	餐后痛,伴有腹泻、体重下降
上消化道	吞咽困难、吞咽痛

克罗恩病的临床分期

临床分期	表现
缓解期	轻度腹痛、腹泻或便秘
活动期	腹痛、腹泻、便血、体重下降、发热、腹部包块

4. 克罗恩病患者会出现口腔溃疡吗

克罗恩病患者会出现口腔溃疡,我们在临床上称为口腔阿弗他性口炎或阿弗他溃疡,在克罗恩病患者中较为常见,大概有一半的患者都会出现。出现阿弗他性口炎时,可见病变中央覆盖黄色或灰色假膜,周围黏膜红而微肿,溃疡局部灼痛明显,所以以希腊文"阿弗他"(意为"灼痛")命名。克罗恩病的阿弗他性口炎反复发作,常常发生在克罗恩病肠道病变的活动期,肠道炎症得到控制,疼痛也会随之缓解。既然克罗恩病患者出现阿弗他性口炎大多与疾病活动有关,其治疗的关键就是控制疾病,使之尽可能处于缓解期。若疼痛难忍,可使用局部消炎止痛的药物,如华素片,还需要忌口,不吃刺激性、坚硬或过烫的食物,避免刺激溃疡面。

5. 腹壁出现瘘管怎么办

克罗恩病常见的并发症之一是瘘管形成。瘘管是连接空腔脏器与体表或空腔脏器之间的病理性管道,通常有 2 个以上的开口。腹壁出现了瘘管,就是腹壁上"出现一个洞",叫肠－皮肤瘘,是由腹内病变引流至腹壁所形成的，通常通过旧伤疤，比如旧的手术切口，或者是由腹内脓肿经皮引流形成的。很多的肠－皮肤瘘是不需要外科治疗的，需要手术的情况是重症克罗恩病、对药物效果欠佳、引流影响生活难以护理等。外科治疗包括切除病变的肠段、切除瘘管、对腹壁和皮下组织中的瘘管进行清创等。现在可以明确的是如果患者存在肠－皮肤瘘，需要根据具体的临床表现来评估是否需要外科处理，若不需要外科处理，可继续内科治疗。

6. 排便时常感到肛门不适，这和克罗恩病有关吗

排便时感到肛门不适可能由于克罗恩病的肛周病变引起，有大约 30% 的克罗恩病患者会出现肛周病变。肛周病变包括：肛周瘘管、肛周脓肿、肛周溃疡、肛裂、肛管狭窄、肛周皮赘等，影响生活和工作。

肛瘘在克罗恩病中算是一种"特殊"疾病行为，往往克罗恩病合并肛瘘的患者需要手术治疗。

肛裂指肛门开裂，排便时肛周出现撕裂样疼痛、出血，特别在大便干硬时，容易出现肛裂，可以用局部药物治疗，同时也要注意饮食，避免大便干硬，肛裂不仅出现在克罗恩病，也会出现在其他疾病。

肛周脓肿就是肛门出现暗红色或紫红色肿块，可有压痛及波动感。肛瘘可以无症状，合并感染时出现肛周红肿热痛和（或）渗液并发症，出现肛周疼痛和（或）流脓、发热时一般需要穿刺、切开、挂线、引流等治疗。

肛管狭窄就是排泄物的出口变小了，排泄物不能正常排除，常表现为排便困难、里急后重、大便失禁等，有症状时需行扩肛，必要时手术。这些病变大多与克罗恩病的活动程度有关，这就需要控制好克罗恩病的病情，坚持服药。此外，还需要注意肛周的清洁卫生，勤换内裤，保持干净透气。

7. 克罗恩病会出现一些肠道外的症状吗

克罗恩病可导致全身多个器官和系统的损害，包括皮肤、关节、眼睛、肝胆胰腺病变、血管病变以及心肺疾病等。可参照溃疡性结肠炎相关肠外表现（第一章 第二节 问题 3）。

8. 克罗恩病会不会发生癌变

由于慢性炎症的长期刺激，较长病程的克罗恩病可发生癌变。克罗恩病患者发展为癌症的危险性比正常人高，并且高很多，是正常人的 10 ~ 20 倍。克罗恩病伴原发性硬化性胆管炎者会增加患胆管癌和结肠癌的风险。目前的数据是克罗恩病癌变的风险约 4.8%。癌变可发生在消化道的任何部位，发生于大肠的概率是 70%。对于发病早、病程长、病变范围广的克罗恩病患者，必须进行癌症监测。

9. 克罗恩病会导致肠道狭窄吗

克罗恩病是肠道的慢性炎症，肠道反复地损伤修复，就会在肠道内形成瘢痕，瘢痕多了，肠道就会变窄，还有可能会使肠道全部阻塞，导致肠梗阻，所以肠镜都进不去。但这不一定说明病情重，只能说克罗恩病已经存在较长时间了，而且病情没有得到很好的控制。出现这种情况，建议联系医生，医生会根据患者的情况完善一些检查，明确肠道狭窄是炎性狭窄还是纤维性狭窄，这样可以根据检查结果看是否需要调整治疗方案。

10. 克罗恩病的并发症主要有哪些

克罗恩病的并发症主要包括肠狭窄（甚至肠梗阻）、瘘管、腹腔脓肿、消化道出血、肠穿孔及癌变。可以这样理解，克罗恩病就是肠子上长了很多溃疡，反反复复地出现，慢慢地就形成了瘢痕，瘢痕太多了，肠子就变窄了，这就是肠道狭窄；肠子上溃疡多，溃疡深，就容易造成肠子通了一个洞，这个就是肠瘘；脓肿就是肠道的炎症通过"肠道的洞"跑到肠道周围的间隙里。部分患者可因肠道黏膜糜烂、深溃疡累及血管损伤而引起出血。如果合并原发性硬化性胆管炎，则结直肠癌变率和胆管细胞癌的发生率均明显增高，并且肠道的病变进展得更快，手术率和死亡率也会随之增加。

第三节　克罗恩病的诊断

1. 如何诊断克罗恩病，需要做哪些检查

克罗恩病的表现和许多的疾病相似，比如肠结核、物淋巴瘤、溃疡性结肠炎、感染性肠炎、白塞病等，所以克罗恩病的诊断特别困难。目前国内外诊断克罗恩病都没有金标准，需要结合临床表现、抽血检查、内镜检查、影像学和病理组织学检查进行综合分析。

· 克罗恩病常见的临床表现是腹痛、腹泻、腹部包块、便血、发热、营养不良、关节痛、结节性红斑等。

· 目前克罗恩病的抽血检查包括血常规、红细胞沉降率（血沉）、C反应蛋白、凝血功能、肝肾功能、电解质、自身抗体等检查。

· 内镜检查包括胃镜、肠镜、小肠镜、胶囊内镜和超声内镜。

传统的内镜检查就是把一根管子伸入到胃或者肠里面，管子前面有个摄像头，以便看清胃或肠内部发生病变的部位，还可以取黏膜组织在显微镜下做进一步的检查。

· 影像学检查如钡餐检查、CT小肠成像（CTE）和MR小肠造影（MRE）。

钡餐检查就是口服硫酸钡或者使用硫酸钡灌肠，使其涂抹在消化道壁上，可以通过X线来观察消化道的情况，但目前此检查方法已经几乎被内镜检查取代了。

CTE和MRE就是通过CT或者磁共振对小肠、结直肠进行检查，如果怀疑是克罗恩病，就需要做CTE或MRE明确小肠的情况，该项检查可以反映肠壁的炎症改变、病变分布的部位或范围、是否存在狭窄及其狭窄的性质，是否存在并发症（腹腔脓肿、瘘管形成）。CTE和MRE这两种检查，对克罗恩病的诊断都有很大的意义，前者检查时有射线，后者检查需要较高的设备和技术要求，故这两种检查并不是在任意一家医院都能做。

2. 克罗恩病为什么需要做胃镜

克罗恩病可以发生在从口腔到肛门整个消化道的任何一个部位，包括食管、胃和十二指肠，做胃镜可以明确以上部位是否有问题。原则上来说，胃

镜检查是初诊克罗恩病的常规检查项目。如果有上消化道症状，如上腹部不适、反酸、上腹痛、呕血、吞咽困难、吞咽痛等情况出现，也需要做胃镜检查。

3. 为什么做了多次肠镜和病理检查，都确诊不了克罗恩病

克罗恩病诊断没有金标准，并且与许多肠道疾病很难鉴别，比如肠结核、肠淋巴瘤、感染性肠炎、缺血性肠病等，这些疾病不仅在临床症状上与克罗恩病类似，如都会出现腹痛、腹泻、便血等，肠镜和病理检查上也可有类似的表现，其特征性病理改变如非干酪样肉芽肿的检出率低，仅为 15% 左右，所以需要随访并多次做检查来明确诊断，故患者们一定要耐心。

4. 克罗恩病和肠结核很难区分吗

是的，很难区分，特别是不典型的肠结核和克罗恩病，两者的临床表现、内镜检查、病理和影像学表现均很相似，但也不至于完全一样。

在临床表现上，两者都有腹痛、大便性状改变、腹部肿块、肠梗阻等，但肠结核常有肠道外结核表现和结核中毒症状，而克罗恩病常有肠道内外瘘和肛周病变，合并有皮肤、口腔黏膜、骨及关节病变。

克罗恩病和肠结核在肠镜下的表现很相似，但是有各自不同的特点。克罗恩病可见病变多累及末端回肠和邻近右半结肠，呈节段性与不对称性分布，可见纵行或阿弗他溃疡，溃疡周围黏膜正常或增生呈"鹅卵石样"，而肠结核可见病变多位于回盲部，溃疡多呈环形而且较深，边缘呈鼠咬状，可见回盲瓣变形及功能受损。

实验室检查，肠结核可有 PPD 阳性、结核抗体阳性、T-spot 阳性；而克罗恩病患者也可以出现以上检查阳性，故难以区分。病理检查显示典型的肠结核肉芽肿较大，可见干酪样病变；而克罗恩病肉芽肿一般较小，为非干酪样病变。

以上的这些鉴别点都可以帮助临床医生区分这两种疾病，但因相似点太多，还是很难鉴别诊断。

5. 胶囊内镜可以确诊克罗恩病吗

胶囊内镜相当于一个可以移动的照相机，能够顺着肠道，把肠道内的情况拍下来。检查过程中无创伤、无痛苦。胶囊内镜可以用于诊断克罗恩病，但是胶囊内镜诊断克罗恩病有一定的局限性，如大多情况不可以体外控制胶囊内镜、不能取黏膜组织做活检，仅仅只能通过看到的肠道表现来判断，因而胶囊内镜下发现可疑克罗恩病的肠道溃疡性病变不一定是克罗恩病。

目前还没有明确的胶囊内镜诊断标准来确诊克罗恩病病变。另外，并不是所有的患者都能做胶囊内镜，体内曾植入磁性或金属材质的患者、已知或怀疑小肠梗阻的患者、肠道狭窄或有瘘管的患者不能做。

总而言之，胶囊内镜可以用来帮助诊断克罗恩病，但不能代替肠镜等检查。

6. 小肠镜可以确诊克罗恩病吗

小肠镜能看到小肠内部的情况，也可以取活检。但是小肠镜也是有局限性的，小肠镜的操作比较复杂，检查过程中容易造成肠壁损伤导致穿孔，对医生的操作技巧要求很高。此外，因为小肠的长度有 5 ~ 7 米，所以小肠镜并不能检查到全部的小肠。做小肠镜可以帮助诊断克罗恩病，但仅仅通过小肠镜一个检查是不能诊断克罗恩病的。

7. 超声内镜可以用来诊断克罗恩病吗

超声内镜是利用内镜下带高频超声探头，对胃肠道进行实时扫描，不仅能观察消化道黏膜改变，还能清晰地显示消化道管壁的内部层次结构。

超声内镜检查克罗恩病患者可以看得到病变累及的层次、病变厚度、回声特点、周围邻近脏器情况等，可以用来判断疾病是处于活动期还是缓解期，还可以用来区别克罗恩病和溃疡性结肠炎。

第四节　克罗恩病的药物治疗

1.　克罗恩病的一般治疗都有哪些

克罗恩病患者的一般治疗包括养成良好的生活习惯，戒烟酒，调整心态，避免应激刺激，同时要做好营养支持，一般应高营养低渣饮食，适当摄入叶酸、维生素 B_{12} 等多种维生素。

重症患者需要要素饮食或全胃肠外营养，这样有助于疾病缓解。发生腹痛、腹泻可酌情使用安全的止泻药，合并感染者给予抗生素治疗。

2.　诱导缓解治疗、维持治疗是什么意思

克罗恩病根据相关的评分，可以把疾病分为缓解期、中度活动期、重度活动期，也可大致分为缓解期和活动期。

维持治疗就是在疾病处于缓解期的治疗；

诱导缓解治疗就是指在疾病处于活动期时的治疗；

临床缓解就是克罗恩病的相关症状，比如腹痛、腹泻等，较用药前已经明显好转或者已经没有上述症状。

3.　确诊克罗恩病后会使用哪些药物

克罗恩病确诊后，医生会根据临床表现及相关检查对病情进行评估，目前较多使用的评估方法是简化 CDAI 评分和 Best CDAI，一般临床上采用的是简化 CDAI 评分，患者也可以按照这个评分对自己的情况进行评估。通过评分可以判断克罗恩病的轻重，轻度活动期克罗恩病可使用氨基水杨酸制剂、布地奈德治疗；中度活动期克罗恩病，首选激素治疗，激素治疗无效或依赖时，加用硫唑嘌呤或甲氨蝶呤或生物制剂（如英夫利西单抗）；重度活动期克罗恩病需口服或静脉使用激素，如果合并感染，需使用广谱抗菌药。这样的分法只是原则上的药物使用，如何用药，用多少药还是应该遵从主管医生的处方，切勿擅自用药、换药。

克罗恩病简化 CDAI 评分

项目	0 分	1 分	2 分	3 分	4 分
一般情况	良好	稍差	差	不良	极差
腹痛	无	轻	中	重	–
腹块	无	可疑	确定	伴触痛	–
腹泻	稀便每日 1 次记 1 分				
伴随疾病 [a]	每种症状记 1 分				

注：≤ 4 分为缓解期；5 ~ 8 分为中度活动期；≥ 9 分为重度活动期
[a] 伴随疾病包括：关节痛、虹膜炎、结节性红斑、坏疽性脓皮病、阿弗他溃疡、裂沟、新瘘管及脓肿等

4.　氨基水杨酸制剂可以治疗克罗恩病吗

氨基水杨酸制剂主要用于治疗轻型克罗恩病，且病变累及结肠的患者，若治疗效果差，症状无好转甚至有加重，需再次评估病情严重程度；若有加重需考虑加用激素和免疫抑制剂，甚至需要使用生物制剂。

5.　克罗恩病什么时候用氨基水杨酸制剂

克罗恩病分为四型，回肠末段型、回结肠型、结肠型和上消化道型。氨基水杨酸制剂对回结肠型及结肠型克罗恩病有效，对病变累及小肠和上消化道的克罗恩病无效。此外，在疾病处于缓解期时不推荐继续使用氨基水杨酸制剂。

6.　治疗克罗恩病，氨基水杨酸制剂的治疗剂量和疗程

柳氮磺吡啶每天 3 ~ 4 克，分次口服；巴柳氮每天 4 ~ 6 克，分次口服；奥沙拉嗪每天 2 ~ 4 克，分次口服。颇得斯安、莎尔福、艾迪莎每天 2 ~ 4 克，分次口服或顿服。莎尔福局部使用时，栓剂每次 0.5 ~ 1 克，灌肠剂每次 1 ~ 2 克，每天 1 ~ 2 次。当然这是常规的服药剂量和疗程，因具有个体差异性，还需要遵医嘱服药。

7. 氨基水杨酸制剂有哪些副作用，可以预防吗

氨基水杨酸制剂这类药物服用后最常见的不适有头痛、头晕、恶心、上腹痛、腹泻、食欲下降等，这些症状常常与剂量有关，若改为餐后服药可减轻胃肠不舒服的症状。还有一些罕见但是严重的不良反应，包括肾损害、肝炎、粒细胞缺乏、胰腺炎。所以使用这类药物每 3～6 个月需查血常规和肾功能。

8. 氨基水杨酸制剂有多种制剂，疗效有区别吗

氨基水杨酸制剂的口服制剂分为颗粒和片剂，这是运载药物的载体不同。比如说，艾迪莎为颗粒剂，莎尔福为片剂，其药物的成分是一样的，但是因为药物的载体不一样，药物在人体内释放的部位也就不同；莎尔福是在小肠就开始释放，所以莎尔福作用的范围更广，比较适用于结肠广泛病变，而艾迪莎是在结肠释放，其独特的超微丸颗粒，使得局部治疗更强些。目前莎尔福有栓剂和灌肠液，栓剂主要作用于直肠，灌肠液主要作用于左半结肠。其主要的区别在于作用范围的大小。

9. 硫唑嘌呤可以治疗克罗恩病吗

目前的研究证实硫唑嘌呤可以治疗克罗恩病，硫唑嘌呤是一种常见的免疫抑制剂，从字面意思上看就知道，免疫抑制剂就是对人体免疫有抑制作用的药物。正如大家都知道的，克罗恩病的发病与人体的免疫有关，可以简单地理解为人体的免疫反应太强，导致了克罗恩病的发病，免疫抑制剂可以抑制这种免疫反应，从而使克罗恩病得到缓解。硫唑嘌呤起效较慢，一般需要3 个月。

10. 硫唑嘌呤的剂量和疗程

治疗克罗恩病，需要根据体重来计算服用硫唑嘌呤的量，一般每千克体重每天服用 0.75～1.5 毫克。如：一个 60 千克的患者，每天就需要吃 45～75 毫克。关于硫唑嘌呤需要吃多长时间，目前全世界还没有一个共识。硫

唑嘌呤停药存在复发的风险，据报道，病情缓解后停药，2 年和 5 年复发的概率分别达到 30% 和 50%。所以建议在与患者沟通的前提下，病情缓解后维持治疗 3 ~ 4 年没有复发，可以考虑停药。

11.　硫唑嘌呤的副作用有哪些

硫唑嘌呤确实有一定副作用，而且并不少见，包括发热、关节痛、皮疹等过敏反应，中性粒细胞减少症及骨髓抑制，肝毒性，癌变风险（淋巴瘤、非黑色素瘤皮肤癌、宫颈不典型增生）等。服用硫唑嘌呤，前 8 周需要每周查一次血常规，之后每 3 个月要查一次血常规和肝功能以监测骨髓抑制和肝损伤情况。

12.　服用硫唑嘌呤需要注意哪些问题

目前使用硫唑嘌呤治疗克罗恩病，大约 1/4 的患者都会出现或多或少的副作用，但是大多是过敏反应或者是轻度的骨髓抑制和肝损伤，这些都可以通过使用其他药物使情况得到改善。

尽管服用硫唑嘌呤会出现各种各样的副作用，但是医生还是会推荐使用这个药物。这是因为这个药物确实对克罗恩病有治疗作用，而且是长期获益的。在前面一个问题，我们也提到了，使用硫唑嘌呤前 8 周，每周都需要查血常规，之后每 3 个月需要查血常规和肝功能。如果一旦出现了不能解释的浑身没力气、巩膜变黄、皮肤变黄、皮肤瘙痒，那需要去医院，检查是不是因为服用硫唑嘌呤引起的，如果是，可能需要加用其他的药物，严重的话，可能需要停药。另外，硫唑嘌呤还可能继发感染，若出现发热，需警惕。所以各位病友一定要留意以上情况的发生。

13.　吃硫唑嘌呤后病情复发，怎么办

病情复发，建议到医院就诊。医生会对患者的病情进行评估，看是否为复发，如果出现复发，可以增加硫唑嘌呤的剂量或者可以换用其他药物，如甲氨蝶呤和类克（英夫利西单抗）等。

14. 除了硫唑嘌呤，还有哪些免疫抑制剂可以用来治疗克罗恩病

用于治疗克罗恩病的免疫抑制剂除了硫唑嘌呤，还有 6- 巯嘌呤和甲氨蝶呤，以及一些新型制剂，包括他克莫司、环孢素、沙利度胺。现有的研究证明，巯嘌呤类免疫抑制剂、甲氨蝶呤治疗克罗恩病是有效的；他克莫司可以用于治疗对激素依赖或抵抗的患者；环孢素对克罗恩病无治疗作用；目前的研究提示沙利度胺可用来治疗克罗恩病，对于难治性克罗恩病的患者，沙利度胺或许将成为一种较好的选择。

15. 什么时候需要用甲氨蝶呤治疗克罗恩病

甲氨蝶呤可以治疗克罗恩病，一般来说不会首先就选择用这种药物，只有巯嘌呤类药物或生物制剂出现疗效不佳或患者不耐受的时候才考虑使用。甲氨蝶呤是细胞毒性药物，常用于治疗白血病，它的副作用还是很常见的，包括胃肠道反应、肝毒性、骨髓抑制和肺炎。

需要注意的有以下几点：①需要同时补充叶酸，减轻细胞毒性，也可减轻胃肠道反应；②在应用此药物前和治疗后 4 周，每周均要查血常规和肝功能，之后每 3 个月查一次血常规和肝功能；③妊娠期间禁止使用甲氨蝶呤。

16. 为什么克罗恩病患者可以用沙利度胺

沙利度胺对炎症反应有抑制作用，可用于治疗克罗恩病。它的主要作用机制是促进炎症因子 TNF-α mRNA 降解，减少 TNF-α 的生成，故常被称为"穷人的生物制剂"。沙利度胺可以长期口服，但用药期间需密切监测药物副作用，包括嗜睡、手足麻木、皮炎、白细胞减低等，且服用沙利度胺时要注意避孕，因为会导致胎儿畸形。

17. 类克何时用于治疗克罗恩病，是不是所有患者都能用

类克（英夫利西单抗）可以用于克罗恩病的诱导缓解和维持缓解，从某种意义上来说，所有的克罗恩病患者均可使用。我国治疗炎症性肠病的指南（《2018 年炎症性肠病诊断与治疗的共识意见》）推荐，中、重度克罗恩病

患者可使用类克。临床上常用于激素及免疫制剂治疗无效或激素依赖者，包括病变范围较广的累及大部分小肠、上消化道和肛周病变的患者。在我国，已批准用于治疗克罗恩病的生物制剂只有英夫利西单抗，也就是类克，使用疗程是 0、2 周、6 周，之后每 8 周使用一次，故克罗恩病处于缓解期也可继续使用生物制剂。

18. 类克安全吗，有副作用吗

目前的研究证实，大部分患者对类克有较好的耐受性，但仍然有存在副作用的风险，比如急性输液反应、感染、肝功能损伤、淋巴瘤、肿瘤等，故在使用类克前后均需严密监测。使用类克前需要排查是否存在禁忌证，现明确的禁忌证有以下几点：①感染，包括克罗恩病并发的腹腔脓肿和肛周脓肿在内的活动性感染、结核、肝炎等；②充血性心力衰竭；③既往曾患有恶性肿瘤或现在患有恶性肿瘤；④神经系统脱髓鞘病变；⑤对鼠源蛋白成分过敏；⑥妊娠晚期；⑦近 3 个月内曾接种过活疫苗；⑧克罗恩病合并纤维狭窄性肠梗阻且不伴有炎症反应属于相对禁忌证。排除了以上的禁忌证后才可以考虑使用此类药物。

19. 是不是其他药物效果不好的时候才用类克

类克是目前我国唯一批准用于治疗克罗恩病的生物制剂，适用于中、重度活动期及有瘘管、对激素及免疫抑制剂治疗无效、效果较差或无法耐受的患者。所以根据以上的适应证，可以知道类克确实是其他药物治疗效果比较差后的最佳选择。而有一些患者有"病情难以控制"的高危因素，建议使用类克。"病情难以控制"的高危因素包括合并肛周病变、广泛性病变、上消化道病变、发病年纪小、首次发病即需要使用激素。但由于类克价格昂贵，且在我国大部分地区未纳入医保，所以是否决定用此药，需要患者及医生共同商议后决定。

20. 使用类克治疗克罗恩病的剂量和疗程

目前类克在相关的治疗研究中提示其疗效还是很好的，但是也存在使用这个药物无效的案例出现，所以对每个患者都应该有个体化的治疗方案。没有最好的药物，只有最合适患者的药物。现行的类克治疗方案是 0、2 周、6 周，每次使用按照体重计算剂量，每千克体重输注类克 5 ~ 10 毫克，之后每 8 周输注一次，再根据患者病情考虑是否停用此药或换用其他药物。在我国，类克价格昂贵，更多的患者选择的是在类克治疗开始之时，同时加用免疫抑制剂，停用生物制剂后，继续使用免疫抑制剂维持治疗。

21. 类克和硫唑嘌呤同用，会不会增大患肿瘤的风险

据文献报道：硫唑嘌呤的应用可能增加淋巴瘤、非黑色素瘤皮肤癌和宫颈不典型增生发生的风险；类克的使用也可能增加黑色素瘤发生的风险。目前的研究提示类克和硫唑嘌呤联用有增加淋巴组织增生性疾病的风险，但是以上的恶性肿瘤的绝对发生率非常低，所以使用前需向医生咨询，权衡治疗利弊，了解相关的风险和获益。

22. 停用类克后，如果病情复发，再次使用还有效吗

停用类克后，会使用其他药物维持治疗，比如硫唑嘌呤。如果病情复发，大部分患者再次使用类克治疗是有效的。在国外，一般会建议换用另外一种生物制剂。

23. 治疗克罗恩病，类克是单独使用，还是需要加其他的药物

在我国，大多数患者使用类克是因为其他药物治疗效果差或对激素有依赖、抵抗，才把类克作为诱导缓解的药物，虽然类克也可以有效维持缓解，但类克价格很昂贵，故并不是常规单独使用，常常都是联用免疫抑制剂，如硫唑嘌呤、甲氨蝶呤，这样停用类克后可以使用这些药物继续维持缓解治疗。

24. 益生菌可以治疗克罗恩病吗

正常人肠道内的菌群是多样的，大约有 400 多种细菌，分为 4 大类，厚

壁菌门、拟杆菌属、放线菌属、变形杆菌属。克罗恩病患者常有肠道菌群紊乱，主要表现为菌群的生物多样性减少，如肠道黏膜厚壁菌门明显减少，拟杆菌属增多。益生菌包括双歧杆菌、枯草杆菌、布拉氏酵母菌、嗜热链球菌、乳酸杆菌等。益生菌的作用机制尚不明确，可能增强肠道黏膜屏障功能、调节肠道免疫功能、抑制肠道内有害细菌的生长，但是其对克罗恩病的治疗作用并不十分明确。

25. 连续几天都不排便，可以用泻药吗

几天不解大便，在普通人群中，考虑出现便秘症状，可以使用泻剂通便，但有些克罗恩病患者出现上述症状，有可能是不全性肠梗阻的表现，不能盲目地使用泻剂进行通便，需明确目前病情是否处于活动期。如果不是因为病情活动导致的肠道不全性梗阻或者肠道纤维化导致的肠蠕动减弱，可以考虑使用泻剂通便。常用的泻剂包括聚乙二醇、乳果糖、硫酸镁等。目前认为聚乙二醇是比较适合克罗恩病患者使用的缓泻剂，刺激较小，且不易引起电解质紊乱。

26. 腹痛时可以用止痛药吗

克罗恩病患者最常见的症状就是腹痛，首先需要明确腹痛的部位、性质、持续时间等情况，明确是否与病情复发有关。如果确实与疾病活动有关，建议调整药物剂量或换用其他药物继续治疗。不建议用止痛药，会掩盖病情。

27. 他克莫司也可以用来治疗炎症性肠病吗

是的。他克莫司是一种强力的新型免疫抑制剂，在临床上常用于移植术后预防排斥反应。他克莫司也可以用于治疗炎症性肠病，且是用于病情较重、激素治疗无效的炎症性肠病患者。研究显示，他克莫司能有效地诱导难治性溃疡性结肠炎患者的缓解。而他克莫司对克罗恩病的治疗价值不大，但他克莫司对治疗肛周瘘管性病变可能有效。该药长期应用可产生毒副作用，比如感觉异常、多毛、高血压、高血糖等情况。

28. **克罗恩病为什么要用抗生素治疗**

克罗恩病是一种慢性的肠道非特异性的炎症，并不是我们平常所说的肠道炎症，因为它不是感染了某种细菌导致的炎症，所以治疗克罗恩病的主要药物不是抗生素。但是在有些情况下还是会用到抗生素，一是伴有很严重的感染，二是合并有瘘管。用于克罗恩病的常用抗生素是环丙沙星和甲硝唑，但不宜长期使用抗生素治疗克罗恩病。

第五节　克罗恩病的激素治疗

同第一章第五节溃疡性结肠炎（同克罗恩病）的激素治疗。

第六节　克罗恩病的营养支持治疗

同第一章第六节溃疡性结肠炎（同克罗恩病）的营养支持治疗。

第七节　克罗恩病的手术治疗

1. **什么时候需要做手术**

克罗恩病外科治疗的手术适应证包括急性并发症、慢性并发症和药物治疗失败。其中急性并发症包括肠梗阻、急性穿孔、内科治疗无效的大出血。慢性并发症包括腹腔脓肿、瘘管形成、肠外表现和癌变等。当出现并发症和药物治疗失败时，需要考虑手术治疗。

2. **是不是只要做了手术，克罗恩病就治好了呢**

由于克罗恩病是良性终身性疾病，目前无论是通过药物或手术均无法治愈。外科手术的目的是解除梗阻，治疗穿孔、肠内瘘、肠外瘘等并发症，仍然需要药物维持治疗，来改善患者症状，预防复发。

3. 　**如果要做手术，需要准备什么**

　　如果医生建议做手术治疗，说明目前的病情通过单纯药物治疗无法控制或者控制较差，这时候患者需要做好一定的心理准备，外科手术并不能彻底治好此病，但可以通过手术治疗达到症状的缓解，疾病好转。此外，手术后很可能还要面临二次手术的问题。另外，手术治疗本身对机体产生创伤，所以在手术治疗前可能需要较长时间的准备，比如纠正营养不良状况、控制目前的感染、调整治疗药物等。总的来说，需要心理和生理上的双重准备。

4. 　**如果要做手术，是开腹手术，还是腹腔镜手术**

　　与开腹手术相比，腹腔镜手术具有损伤小、疼痛轻、胃肠功能恢复快、术后住院时间短等优点。克罗恩病患者常伴有营养不良，往往接受过糖皮质激素及免疫抑制剂治疗，免疫功能低下，抗感染能力差，腹腔镜手术可减少创伤及免疫应激，有利于术后的恢复。但并不是腹腔镜手术就可以代替开腹手术。术前使用免疫制剂、有腹腔脓肿或者瘘管、多处肠管需要切除的克罗恩病患者，有可能出现腹腔镜手术中转开腹手术。所以，医生会慎重选择手术方式。

5. 　**做完手术后会不会复发？如果复发了怎么办**

　　由于外科手术的目的是解除症状、解决克罗恩病的并发症，并不能阻止病情复发，对克罗恩病疾病的进程无明显影响，但是生活习惯、吸烟、肠道菌群的变化等均能影响克罗恩病术后复发。目前可以确定的是，纤维化狭窄型克罗恩病、非吸烟者、首次手术切除的患者复发率较低，而穿透型、吸烟者和多次手术切除患者的复发率较高。所以手术后仍然需要继续药物治疗。若手术后出现复发，需要根据病情来判断接下来的治疗，若存在手术适应证，比如大出血、穿孔、梗阻等情况，仍需考虑手术治疗。

6. 　**克罗恩病患者手术后会对生育能力有影响吗**

　　行克罗恩病手术时，若需要切除结直肠，可能会损伤到盆腔神经，会造成勃起困难、射精障碍，导致阳痿，所以可能对生育功能有一定的影响。

7. 做完手术后，什么时候可以进食，多久可以正常活动

做完手术后，需要尽快地恢复饮食，在患者可以耐受的条件下，建议术后第一天即恢复饮食，逐步从流质饮食过渡到正常饮食。尽快下地走动，这样不仅能促进肠道功能恢复，还能促进伤口愈合。

第八节　克罗恩病的其他治疗

1. 克罗恩病可以用内镜治疗吗

克罗恩病可伴有管腔的狭窄，针对活动性炎症导致的管腔狭窄可以使用药物治疗，但是对于纤维化的狭窄，药物治疗效果差，这个时候就需要使用内镜或者手术治疗。其中的内镜治疗包括球囊扩张术、支架植入术。打个比方就是，一根水管堵了，但不是完全堵，就可以用一根棍子把阻塞管子的东西通开，或者拿个小伞，撑开一些空间，让水能够顺利的流过。

2. 克罗恩病可以用粪菌移植治疗吗

目前粪菌移植多用于治疗溃疡性结肠炎，治疗效果较好，但是在克罗恩病中应用较少，且目前的研究显示治疗效果不是很好。或许随着技术的不断改进，粪菌移植可能会越来越多地用于治疗溃疡性结肠炎和克罗恩病，期待更进一步的研究。

3. 克罗恩病可以用干细胞治疗吗

克罗恩病主要表现为肠道组织损伤和免疫紊乱，因此修复受损肠道组织及调节免疫紊乱是治疗该病的关键。在正常情况下，肠道黏膜上皮修复很快，3～5天更新一次，更新的上皮细胞是由隐窝内的干细胞分化而来的。干细胞在损伤组织释放的细胞因子作用下，可以迁移并定植于肠道损伤部

位，并且分化为肠道上皮细胞和淋巴细胞，从而修复损伤的肠道组织。所以干细胞移植有望成为治疗克罗恩病的一种有效方法。

4. 干细胞治疗克罗恩病的疗效如何

干细胞移植已应用于治疗血液系统疾病和一些自身免疫性疾病，且开展得较早。干细胞移植最早于 1998 年用于治疗克罗恩病，使用此方法治疗的患者部分能获得疾病缓解，但由于该治疗方法仍处于探索阶段，需要更多的病例研究及追踪随访。相信随着技术的不断进步，临床经验的不断丰富，干细胞治疗克罗恩病终将成为必然趋势。

第九节 克罗恩病患者的复诊随访

1. 患克罗恩病需要多久复查一次，需要复查哪些内容

治疗克罗恩病的药物都有一定的副作用，需要定期复查血常规、肝肾功能，一般复查周期为 1~3 个月。另外，需要根据病情来决定多久做一次肠镜检查，一般是 1~3 年复查肠镜。

2. 做肠镜前必须喝泻药吗，会不会加重病情

喝泻药是因为肠道中有大量的粪便，会附着在肠壁上，如果没有清理肠道，直接去做肠镜，就看不清肠道的情况，所以做肠镜前一定要做肠道准备。其次，做肠镜前，医生会根据病情判断，是否需要做肠镜，是否有肠镜禁忌证，比如肠梗阻、肠道严重出血、凝血功能异常、肠穿孔等情况。最后，肠道准备使用的泻药是温和的缓泻剂，对肠道刺激较小，且一般含有电解质，可以补充因腹泻导致的电解质流失。综上所述，肠镜前的肠道准备是较为安全且必要的，对病情影响较小。

3. 克罗恩病手术后多久需要复查

术后一年之内要复查肠镜，要根据肠镜下的表现来决定下一步的治疗方案。如果有复发，治疗应该升级；如果没有复发，术后 1 ~ 3 年再次复查肠镜。同时，医生会根据患者病情来评估是否存在复发的高危因素。如果存在高危因素，需要使用药物进行预防治疗。

4. 如何知道病情是好转了，还是变差了

首先要学会对自己的疾病进行简单的评估，一般采用简化 CDAI 评分（详见第二章第四节问答 3），如有没有腹泻、腹痛，肚子上会不会摸到一个包块，有没有以下的伴随疾病：关节痛、虹膜炎、结节性红斑、坏疽性脓皮病、阿弗他溃疡、裂沟、新瘘管及脓肿等。如果有，根据具体情况评分，如果没有那就是 0 分。通过简单地评估，可以得到一个分数，如果评分 ≤ 4 分为缓解期，5 ~ 8 分为中度活动期，≥ 9 分为重度活动期。

打个比方，出院的时候，评分是 8 分，疾病为中度活动期，现在评分是 4 分，为缓解期，那病情就是好转的。是不是不难理解？其实医生也是通过这个评分来对患者的病情进行基本评估的。

5. 如何预防克罗恩病

克罗恩病是一个多因素导致的疾病，与遗传、环境、饮食等均有关系。目前尚没有很好的能够预防克罗恩病的措施。建议大家可从生活起居、饮食、精神调养、增强体质等几个方面进行预防。生活中调整心态、处事心平气和；生活起居要有规律，禁食生冷不洁食物，适当进行体育锻炼等。

第三章

溃疡性结肠炎、克罗恩病
的相关生活问题

第一节 溃疡性结肠炎、克罗恩病的心理问题

1. 患病后还能正常地生活和工作吗

溃疡性结肠炎和克罗恩病是一种终身性疾病，目前暂无治愈方案，病程长且易复发，严重影响生活质量，患者长期受疾病的折磨。但是，如果正规服用药物，大多数患者的病情都可以得到有效控制，所以保持良好的心态、适当运动，可以进行正常的生活和工作。

2. 情绪焦虑会不会影响疾病的进展

焦虑情绪在炎症性肠病中较为常见，患者可能会出现如下表现：

（1）一般症状：忽冷忽热、麻木或是刺痛感、自动觉醒症状、心悸、出汗、发抖。

（2）胸部和腹部的相关症状：呼吸困难、有窒息感、胸痛或胸部不适、恶心或腹部不适。

（3）脑部和神经的相关症状：感觉眩晕、晕倒或头晕目眩，感觉事物是不存在的或是感觉自己在很遥远的地方而不在当前位置，害怕失去控制，害怕自己发疯或晕厥，害怕死亡。

（4）感到紧张时的一些症状：肌肉紧张酸痛、坐立不安、无法放松、激动、精神紧绷、感到喉咙哽咽或是吞咽困难；其他一些非特异性症状：大惊小怪、易受惊吓，因为担心或是焦虑而无法集中注意力，大脑一片空白，因

为过度忧虑而无法入睡。如果有以上的表现，可能存在焦虑情绪，在医学上称为焦虑障碍。

无论是在消化内科住院部或是炎症性肠病的专科门诊，医生都会用一些筛选工具来评估患者是否存在焦虑情绪并决定下一步治疗方案。

研究还发现，焦虑情绪的出现可能导致疾病的复发、病情加重，甚至造成治疗困难。焦虑涉及多脏器的紊乱，与内分泌系统、心血管系统和免疫系统的改变有一定的联系。

3. 患病后常常睡眠不好，会影响病情吗

睡眠不好也可以理解为医学上的睡眠障碍。溃疡性结肠炎和克罗恩病患者常常表现出一些睡眠异常的症状，如无法入睡，晚上经常醒，白天容易疲劳，睡眠质量降低，睡眠时间不足，睡眠时间受到干扰，得不到充分的休息，从而导致病情迁延不愈，形成一个恶性循环。

如果出现睡眠障碍，建议到医院就诊，通常出现睡眠障碍可能提示存在焦虑状态、抑郁状态，如果同时存在以上问题，就不仅仅是平常使用的安眠药能够解决的，需要加用抗焦虑、抗抑郁药物。

4. 溃疡性结肠炎和克罗恩病还容易出现哪些心理问题

除了焦虑障碍和睡眠障碍，溃疡性结肠炎和克罗恩病还容易出现抑郁障碍、惊恐障碍、神经衰弱、应激相关障碍、性功能障碍等。研究证实，精神心理因素可引起胃肠道功能紊乱。溃疡性结肠炎和克罗恩病患者的累积焦虑发病率约为19%，抑郁的发病率约为21%，均为正常人对应疾病发病率的2倍。活动期患者的焦虑和抑郁比例高于缓解期的比例，且克罗恩病患者的焦虑和抑郁比例高于溃疡性结肠炎患者的比例。所以，应该保持一种乐观平和的心态，这有助于疾病的恢复。

5. 心理治疗对溃疡性结肠炎和克罗恩病有什么作用

心理治疗是炎症性肠病传统疗法的重要补充，不仅可缓解患者的焦虑、抑郁等精神症状，同时对肠道和躯体症状兼具改善效果，还可预防过度医

疗。心理治疗主要包括药物治疗和心理疗法两大类，而后者可采用压力控制训练、认知行为疗法、催眠疗法和正念训练等多种方式。

6. **炎症性肠病患者可以使用哪些治疗心理问题的药物**

目前临床上常见的用于治疗心理问题的药物有以下几类。

第一类抗焦虑药，常见的是舒乐安定（艾司唑仑）、阿普唑仑、黛力新（氟哌噻吨美利曲辛）等，可帮助改善焦虑情绪，改善睡眠，可以作为一种短期辅助用药，但长期使用容易造成药物依赖。

第二类抗抑郁药，常用的副作用较小的抗抑郁药，如百忧解（氟西汀）、赛乐特（帕罗西汀）。以上药物一般需要使用 2 ~ 4 周才能显现其临床疗效，且不良反应是不确定的，可能会引起体重增加或性功能障碍，所以使用以上药物需要患者及时复诊调整药物剂量。

第二节　溃疡性结肠炎、克罗恩病的饮食问题

1. **调整好饮食有助于炎症性肠病痊愈吗**

饮食和生活习惯的改变可以帮助疾病的症状控制，但是单纯通过改变饮食和生活习惯并不能阻止疾病的进程。患者常常听说有许多饮食或饮食类型（如食用芦荟油、椰子油等）被宣传能够治好溃疡性结肠炎。但是并没有足够的科学研究证据支持这些说法，所以还需要使用有效的药物治疗。

2. **溃疡性结肠炎和克罗恩病是怎样影响消化功能的**

患有溃疡性结肠炎或克罗恩病时，尤其是克罗恩病，小肠的消化和吸收功能下降，未被消化吸收的营养物质随同胆盐一起，被直接排至大肠。根据小肠炎症范围和程度的不同，排至大肠的营养物质的量也不同。即使大肠没有病变，没有被消化的食物进入大肠也会影响水分的重吸收。因此，即使克罗恩病仅累及小肠，也会导致腹泻和营养不良。如果克罗恩病同时累及大肠，腹泻则会加重。溃疡性结肠炎的患者只有大肠受到累及，而小肠功能正

常。因为大肠被炎症波及，水的重吸收不能正常进行，所以腹泻往往较克罗恩病为重。

3.　患者的肠道能够正常地吸收营养吗

如果炎症仅仅累及大肠，例如溃疡性结肠炎，小肠吸收功能通常没有障碍。但是克罗恩病可累及小肠，患者往往存在消化和吸收功能不全。吸收功能不全的程度与小肠炎症的严重程度及小肠被切除的长度有关。如果小肠的上段被炎症累及，那么很多营养物质的吸收将会产生障碍，包括蛋白质、脂肪、碳水化合物、矿物质、维生素等。另外，一些炎症性肠病的治疗药物（尤其是氨基水杨酸类），会影响叶酸的吸收。

4.　有没有哪一种食物会加重炎症性肠病的肠道炎症

饮食对于炎症性肠病的影响因素较为复杂。大多数研究认为，摄入过多脂肪、蛋白质及 omega-6 脂肪酸（如沙拉调料、蛋黄酱、人造黄油中含量较多）可能会增加溃疡性结肠炎和克罗恩病的发病风险并加重炎症，而蔬菜、水果的摄入对炎症性肠病的影响的研究不多。因此，对某个患者而言，某种食品或许会加重病情，但目前没有证据表明哪一种食物确切会加重肠道炎症。不过，任何导致肠道感染的污染食物都会加重炎症性肠病的症状，这些食物必须避免食用。

5.　在饮食方面有什么特殊要求吗

一般给高营养低渣饮食，主要表现在以下几个方面。

（1）主食宜精细，用富强粉、上等好大米等，不建议食用粗制粮食，如玉米面制成的食品。

（2）副食可选用瘦肉、鱼等作为提供蛋白质的主要来源，活动期要限制牛乳。不吃胀气食物，如黄豆、葱头等。蔬菜宜选用含粗纤维少的。

（3）为纠正体内缺钾及贫血状况，可供给各种菜汁、果汁、去油肉汤、枣汤、肝汤等，以补充维生素 B、维生素 C 及无机盐（钾、铁）等。

（4）为了增加营养，又不增加肠道负担，应尽可能压缩食物体积，选择单位量营养价值较高的食品，如饮料代替饮水，也可用两种以上原料合制一份饮食。

（5）食物要易于消化，各种食品均应切碎制软，少食油煎炸食品，烹调多以烩、蒸、煮、炖为宜。少食浓烈刺激的调味品，如辣椒等，避免对肠黏膜的刺激。

（6）少渣低纤维饮食，减少摄入那些可增加大便残渣的食物，如生的蔬菜、种子、坚果、土豆皮、玉米皮、全麦谷物等。

6. 什么是平衡饮食

大体上说，平衡饮食要求每日摄入蛋白质、蔬菜、水果、淀粉类食物、含钙丰富的食品或奶制品、高能量食物等。平衡饮食是溃疡性结肠炎患者重要的饮食原则，同时根据自身的口味喜好、生活习惯和疾病对食物的耐受情况进行食物选择。

7. 什么是不可溶性膳食纤维

不可溶性膳食纤维又称非水溶性纤维，是不能在水中溶解的膳食纤维，包括纤维素和木质素。包含这类纤维的植物有坚果、面包、种子、谷物、葡萄干、卷心菜等。对于这些食物，建议去皮烹调，这样可能让肠道更好地耐受它们，让患者拥有更为健康和多样化的饮食。

8. 什么是流质饮食

流质饮食是指食用那些呈液体状、容易吞咽、容易消化、没有刺激性的食物。这类食物有豆浆、米汤、菜汤、稀藕粉、清肉汤、去渣果汁、红豆汤、绿豆汤、银耳汤及乳类等，但这类食物所含的热量和营养素往往不足，一般只是短期使用，或配合肠内营养或肠外营养一起使用。

9. 溃疡性结肠炎和克罗恩病患者要少渣低纤维饮食吗

少渣低纤维饮食是指食物纤维含量极少、易于消化的饮食。应选用的食物应细软、渣少，便于咀嚼和吞咽，如肉类应选用瘦肉部分，蔬菜选嫩叶，瓜果类应去皮，水果类用果汁，还有粥、烂饭、面包、软面条、饼干等。限制或不摄入可能增加大便残渣的食物，如生的蔬菜、种子、坚果、土豆皮、玉米皮、全麦谷物等。如果小肠存在狭窄，过多纤维食物进入小肠会引起收缩而出现腹痛。许多小肠克罗恩病患者都有低位小肠狭窄（回肠），为使肠道得到适当休息、缓解腹痛腹泻症状，膳食中应尽可能地避免机械性刺激，采用少渣、低纤维饮食。不过，目前还没有科学证据表明少渣饮食能帮助一些患者减轻肠蠕动的频率。

10. 疾病缓解期该如何饮食

在疾病缓解期，除非医生建议，否则不推荐避免摄入某种食物或限制饮食，这会减少食用的食物种类及营养的摄取，但有些食物可能很难消化，这类食物主要是含不可溶性膳食纤维的食物。患者需要关注食用这些食物对消化道产生的影响，比如容易致腹痛、腹泻的食物少食或不食为好。

当疾病处于缓解期，正常人饮食中的大部分对于患者来说没有禁忌，例如肉类、鱼类、禽蛋类、牛奶和奶制品，这些是可以提供必需氨基酸和其他营养物质的食物，需要注意的是在食物加工时必须做到煮透、煮烂。烹调要简单化，少用或不用无营养价值或有害的并且有刺激性的色素、香料和调味品。患者饮食应以半流质和流质为主。油炒类大都不适用于炎症性肠病患者，对于生的、半生的、腌制的、酿造的、粗糙的、辛辣的、油炸的、油腻的以及不新鲜的食物和菜类，都需要忌口，还需要限制纤维含量高的食物摄入。

11. 疾病发作期该如何调整饮食

疾病发作往往给患者带来腹痛、腹泻等不适症状，这时需要调整饮食，比如改为半流质饮食、流质饮食、少渣低纤维饮食等，少量多餐，减轻肠道负担，利于摄入食物的消化吸收。同时建议记录饮食日记，以便发现可能导致症状加重的食物。

建议采取：①全胃肠外营养；②放置营养管或口服肠内营养液，进行胃肠内特殊营养供应，用量则应遵循个体化。但不建议长期采取全胃肠外营养，全胃肠外营养要根据腹痛、腹泻及便血情况，适时逐渐恢复至经口饮食或肠内营养。

无论采取哪种方式都应根据病情逐步向正常饮食过渡。开始时，可以进食一些高能量的饮品和少量面包；如果能够耐受，就进一步给以果汁或蔬菜汁、土豆、米糊或面糊、低脂奶酪、午餐肉和瘦肉或鱼类等，直至恢复正常饮食。

腹泻时，保持机体有充足的水分非常重要，可以饮用果汁、柠檬汁、水果茶等，同时补充盐分。此外，少渣低纤维的饮食也是非常有帮助的。可以尝试白面包、白米饭、花生酱、肉汤、烧熟的蔬菜嫩叶、去皮土豆、蒸熟的鱼等，并使用菜籽油和橄榄油，少量多餐。

12. 病情好转时该如何调整饮食

一旦疾病缓解，全身状况好转，患者需根据自身的实际情况进行调整，逐步向正常饮食过渡。可以从自己较为耐受的食物开始，然后慢慢添加食物种类，建议每次添加一种食物，如果吃了新添加的某种食物没什么不舒服，几天后可以尝试再添加一些新的食物，直至恢复正常饮食。

13. 发生便秘饮食上该注意什么

多喝水对改善便秘很可能有帮助，同时关注食物中纤维的摄入情况，因为纤维一般可以增加粪便体积，从而增强想要排便的感觉。但具体摄入多少、怎样摄入，需要咨询医生，医生会根据患者的实际情况进行调整。

14. 饮食奶制品后出现腹胀、腹泻是怎么回事

可能与乳糖不耐受有关。乳糖是奶中含有的一种天然糖成分，乳糖不耐受症是指不能消化乳糖，个体对乳糖的敏感性差异很大，乳糖不耐受症有的是暂时的，有的是永久的，个人在不同时期对乳糖的承受量也有差异。

15. 患有乳糖不耐受症且疾病处于活动期，需避开什么食物

如果疾病处于活动期，避免吃任何乳制品显得尤为重要。这意味着要完全避开以下食物：纯奶、调味奶、炼乳、冰淇淋、酸奶、脱脂乳、奶油汤、奶酪和黄油，以及奶布丁等，还需要注意那些隐匿成分的药物，如使用乳糖作为添加剂的药物和补品。

大多数乳糖不耐受症患者最终可以每天喝半杯到一杯奶而不会出现腹胀、腹泻及排气的症状，仍然不能耐受的患者可以喝乳糖酶奶，这种牛奶添加了消化乳糖的酶，肠道能够接受少量的这种奶，比如加到麦片粥或汤里。

16. 肠道狭窄的患者如何调整饮食

如果肠道存在狭窄，很可能需要进食少渣、低纤维饮食，避免坚硬食物（如全豌豆、全玉米、坚果等）。由于炎症使肠壁水肿增厚或者肠壁纤维化，导致小肠或者结肠狭窄，此时，大量食物残渣及纤维素通过狭窄的肠腔可能引起疼痛。坚硬食物可能无法通过狭窄的肠道，从而导致腹痛，甚至肠梗阻。此外，炎症肠管收缩可能也会引起疼痛，必要时可给予放置营养管或口服肠内营养液。

17. 刚做完手术什么都不能吃吗

不是。根据手术情况决定进食时间，一般术后第一天即开始恢复饮食，逐渐过渡，先经口或留置营养管摄入肠内营养液，待手术切口恢复，腹痛、腹胀、便血症状逐渐缓解，全身状况改善后，可开始进食一些高能量的饮料、麦片和少量面包，如果能够耐受，就进一步进食果汁或蔬菜汁、土豆、米糊或面糊、低脂奶酪、午餐肉和瘦肉、禽类或鱼类等，慢慢恢复至正常饮食。

18. 肠道造瘘手术术后或携带造口袋，饮食需注意什么

接受过造瘘手术或携带造口袋的患者，饮食需注意以下方面：

（1）椰子、坚果、带果核的水果、辛辣食物可能引起腹部绞痛，应避免摄入这些食物。

（2）食用包心菜、碳酸饮料等可能让肠道产气更多，可能需要限制或避免摄入这类食物。

（3）限制或避免啤酒、巧克力、咖啡和一些可能导致腹泻的食物摄入。

19. 回肠切除术术后饮食需注意什么

如果人体切除了回肠，将无法很好地从食物中获取某些营养素，特别是维生素 B_{12}。缺乏维生素 B_{12} 会对患者身体造成危害，如发生贫血，可通过注射维生素 B_{12} 予以纠正。此外，回肠手术后胆盐可能进入大肠引起水样便，建议患者低脂饮食。

20. 炎症性肠病需要补充微量元素和维生素吗

炎症性肠病患者如果存在乳糖不耐受、曾经或者正在使用激素治疗，可能需要补充维生素 D。晒太阳是获取维生素 D 很好的方式，此外可以在饮食中增加含钙丰富的食物，如牛奶。或者在医生指导下进行补钙治疗。克罗恩病患者因病变常累及小肠，肠道蠕动快、肠道菌群失调、胃肠道手术等情况，可引起维生素 B_{12} 吸收减少。另外，炎症性肠病因慢性肠道出血可导致铁的丢失，患者可以在食物中增加含铁丰富的食物，如瘦肉、鸡蛋、豆类、深色绿叶蔬菜。如果患者已经发生铁缺乏，则需要在医生指导下服用补铁药物或注射铁剂进行补充。此外，柳氮磺吡啶可影响叶酸的吸收。所以患者常常需要补充维生素、钙剂和铁剂等。

21. 是否需要补充鱼油

鱼油富含长链 ω-3 多不饱和脂肪酸，具有一定的抗炎作用。此外服用 ω-3 多不饱和脂肪酸可能让获得其他健康益处。若患者有服用鱼油的意向，请先与医生沟通后再决定是否使用及使用的注意事项。

22. 如何补充 ω-3 多不饱和脂肪酸

ω-3 多不饱和脂肪酸的补充方法如下：

（1）经常吃鱼，尤其是多脂鱼类。

（2）选择添加 ω-3 多不饱和脂肪酸的酸奶和牛奶，或选择低脂食品。

（3）食用菜籽油、亚麻籽油，橄榄油和核桃油也是不错的选择。

23. 是否可以服用益生菌、益生元和合生元

益生菌是一种能在肠道中繁殖，发挥健康作用的微生物。它具有改善肠道上皮屏障功能、减少肠上皮细胞受损的机会、增强机体免疫功能、维持肠道菌群平衡等作用，被认为是对人体肠道有好处的细菌。这类细菌的代表有嗜酸乳杆菌、双歧杆菌等。益生菌治疗溃疡性结肠炎前景令人期待，但还需要更多的科学证据来证实。益生元是指不易被消化，但可以被肠道发酵利用，对身体健康有益的食品配料。它具有增强健康细菌活性，间接抑制肠道病原体生长等作用。虽然益生元治疗或改善溃疡性结肠炎的科学证据不足，但越来越多的研究表明其可作为辅助治疗手段。合生元是益生菌与益生元的混合制品（或再加入微量元素和维生素等），它既可以发挥益生菌的活性，又可以通过增加益生菌数量，使益生菌作用更为持久。但目前国内外有关合生元对溃疡性结肠炎治疗作用的研究较少，科学证据非常不足。

24. 可以食用人参、灵芝、蜂王浆等营养品吗

虽有报道说人参、灵芝、蜂王浆等营养品具有补气、安神、调节免疫、改善睡眠质量、提高记忆力等作用，但这些营养品属于中医范畴。在保证正确服用西药的基础上，若患者愿意尝试这类营养品，请到正规医院由专业医生进行辩证后，再食用适合自身的营养品。

25. 特定碳水化合物饮食有治疗作用吗

特定碳水化合物饮食是指减少食物中的碳水化合物，让肠道中一些细菌"挨饿"，以此来减轻腹胀、腹泻、腹痛等不适症状。目前仅有部分患者自

我感觉特定碳水化合物饮食对治疗疾病有作用，但并没有得到系统性科学研究的证实。如果患者非常想尝试，千万不要放弃常规治疗或停止服用医生给开的药物，而是要在医生知晓的情况下进行。

26. 是否有适合溃疡性结肠炎和克罗恩病患者的特定饮食

患者如何合理饮食受很多因素的影响，需要个体化对待，在专业医护人员指导下量身制订适合自己的饮食计划。每个人的疾病不一样，病情也不一样。即使是同一个人，因为疾病在不断变化，不同时间的病情也不一样，病友适合的饮食方式不一定适合自身。因此，并不存在固定的炎症性肠病饮食，但是平衡饮食、保持良好的营养状态是炎症性肠病患者应该努力达到并保持的。寻找适合自己的个体化饮食是一个不断摸索的过程。在此期间寻找到自己能耐受和不能耐受的食物是饮食管理的重要内容，而这可以通过记录饮食日记的方式进行。记录饮食日记能让自己更清楚地知道吃了什么，吃了以后身体是否舒服，每天摄入的营养是否足够等，有利于维持良好的营养状态。

27. 炎症性肠病患者应该避免哪些食物

常见的不耐受食物有乳制品、生冷食物、辛辣食物、油腻食物及酒类等。此外，含有人工甜味剂的食物、高脂油腻食物、十字花科类蔬菜（如西蓝花、花椰菜）等也可能是会令患者食用后不舒服的食物。当然，每个人对食物耐受性不同，应该记录并避免那些会让自身不舒服或者疾病加重的食物。

28. 炎症性肠病患者能吃海鲜食品吗

从中医的角度来看，海鲜食品是容易导致疾病发作或加重的食物。因为海鲜食品中的蛋白质与人们常吃的食物中的蛋白质可能不同，其中某些蛋白质容易引起过敏反应，从而加重炎症反应。若有吃海鲜的意向，希望咨询医生，同时考虑自身对海鲜的耐受情况。

29. 炎症性肠病患者能喝茶吗

茶叶中的鞣酸能与食物中的蛋白质结合生成一种块状的、不容易消化吸收的鞣酸蛋白；浓茶中鞣酸含量多，而鞣酸可与铁质结合，造成铁吸收障碍，甚至缺铁性贫血；浓茶中的咖啡因含量增加，可使人体心跳加快、血压升高，加大心脏和肾脏负担，且可兴奋神经，长久饮用可引发神经衰弱。绿茶、红茶、普洱茶等茶水含有咖啡因，这种物质会引起或加重腹泻症状，喝茶对溃疡性结肠炎患者的影响程度与摄入的咖啡因含量和个人反应有关。但部分研究却得出，喝茶可能减少亚洲人患炎症性肠病的风险。所以，炎症性肠病患者可以根据自身的个体情况适当饮用淡茶。

30. 炎症性肠病患者能喝饮料吗

有些饮料，如汽水、减肥饮料、含咖啡因的饮料（如咖啡）等可能会让患者出现腹痛、腹泻等症状。但需视个人情况选择，且不建议饮用碳酸饮料，可选用苏打水等。此外患者需要根据自己饮用后的感受以及医生的建议来考虑是否喝饮料。

31. 炎症性肠病患者能吃水果吗

炎症性肠病患者一般能吃水果。如果病情较轻、疾病稳定，建议将水果削皮、去籽后食用。如果存在肠道明显狭窄、梗阻或处于疾病活动期，可以尝试把水果煮熟或蒸熟后再吃，或者把新鲜水果榨成果汁稍微加热来喝，这不仅能保证维生素的摄入，还不会给肠道造成特别的负担。

32. 炎症性肠病患者能吃比萨饼、冰淇淋、汉堡包等食物吗

如果患者一直有吃这类食物的习惯，一下子完全避免很可能影响患者的生活质量和心理感受。若能耐受，可以少量食用，因为汉堡包可提供大量热量，且含有蛋白质、多种微量元素，但汉堡中的辣酱、生菜可能刺激肠道黏膜，加重腹痛、腹泻等症状。同时，这类食物所含的盐和脂肪过多，故应视个人情况选择。当然如果进食后无特殊不舒服，偶尔食用这类食物也是允

许的。

33. 炎症性肠病患者能吃零食吗

在处于疾病缓解期时，偶尔吃些零食是允许的。需视个人情况选择，以不引起腹痛、腹泻、便血加重为原则，因为部分零食可为机体提供大量热卡及部分微量元素、维生素，但零食宜选用：①添加剂和调味剂含量低；②非油炸；③易消化吸收；④不含麦麸或麦麸含量少。

建议选择健康零食，如削皮切成小块的苹果、香蕉等，而薯片、酥饼、蛋糕、奶茶等高脂、高油、高糖的零食对健康可能不利。饼干的味道虽美，但营养有限，脂肪含量高，且甜味剂、乳化剂、膨松剂等食品添加剂对健康也不利。

34. 炎症性肠病患者能喝牛奶和酸奶吗

牛奶营养丰富，含有钙、蛋白质、维生素等，如果喝牛奶后不会出现腹痛、腹泻、腹胀等症状，说明不存在乳糖不耐受的情况，可以适当喝一些牛奶。若能够耐受酸奶，也建议适当食用，因为：①酸奶中含有热卡、蛋白质、多种维生素及微量元素；②将牛奶中的乳糖和蛋白质分解，使人体更容易消化和吸收；③促进胃液分泌、提高食欲、促进和加强消化；④能抑制肠道内腐败菌的繁殖，并减弱腐败菌在肠道内产生的毒素；⑤酸奶中含有大量的乳酸菌，可以维持肠道正常菌群平衡。

35. 炎症性肠病患者能喝鸡汤吗

鸡汤含有多种氨基酸、微量元素等营养成分，是一种具有很高食用价值的滋补佳品。但由于其脂肪含量高，溃疡性结肠炎患者食用后可能出现或加重腹泻症状。可以把鸡汤油撇掉后再喝，且喝的时候不要太快，同时注意喝鸡汤后有没有不舒服。如果没有不舒服，表明患者能较好地耐受鸡汤，可以继续享用。

36. 炎症性肠病患者可以吃辣椒和火锅吗

不建议食用辣椒，因为辣椒可刺激肠道黏膜，使腹痛、腹泻症状加重。若能耐受，可适量吃清汤、药膳火锅，但不建议食用麻辣火锅，因为麻辣火锅中含有多种刺激性调料（如辣椒、花椒等），可刺激肠道黏膜，加重腹痛、腹泻等症状。

37. 炎症性肠病患者可以吃烧烤吗

不建议食用烧烤，因为：①部分食材为腌制或冰冻食物；②烧烤过于油腻，可能导致腹泻或加重腹泻；③烧烤的调味品多有刺激性，对肠道黏膜刺激大；④烧焦的物质容易致癌，且肉类油脂滴到炭火时，产生的多环芳烃会随油烟挥发附着于食物上，而多环芳烃亦为致癌物。

38. 炎症性肠病患者可以吃蔬菜吗

可以，因蔬菜中含有丰富的膳食纤维，而膳食纤维具有促进肠道运动，加速有害细菌、废物和毒物排泄，维持肠道微生态平衡和免疫功能，对于克罗恩病患者来说亦为重要。但是急性发作期及小肠存在狭窄者不建议食用富含粗纤维的蔬菜，因为肠腔狭窄，纤维不易通过，且病损范围广，过多摄入纤维食物可刺激小肠，引起小肠收缩，从而导致腹痛。其次，食物纤维不能完全被小肠消化吸收，可引起腹泻，但可适量饮用新鲜蔬菜汁。

39. 疾病缓解期患者能饮酒吗

炎症性肠病患者饮酒后的反应存在个体差异。部分患者似乎能够适度饮酒，但也有部分患者饮酒后出现腹胀、腹痛、腹泻等症状，或者加重已有的症状。大量饮酒对肝脏、肠道、免疫系统功能存在不利影响，所以我们不建议无节制饮酒，尤其不建议空腹饮酒。由于胃中没有食物，酒精更可能对胃造成较为直接的刺激，增加患胃炎、胃溃疡的风险或加重这些疾病的可能。

40. 服药期间能饮酒吗

即使不是炎症性肠病患者，在服用药物期间是不能饮酒的。如果正在服用药物，而有部分药物可能对肝功能产生影响，饮酒可能加重这种影响或导致其产生不良反应。此时，我们不建议饮酒，尤其是正在服用某些药物如甲硝唑、甲氨蝶呤时。

41. 每天适度饮酒对炎症性肠病患者来说可以吗

目前关于这方面的研究较少。有一项炎症性肠病患者每日饮用红酒（为期一周）的研究发现，适度饮用红酒对缓解期的患者临床症状影响不明显。长期每日适度饮用红酒可能增加炎症性肠病复发的风险。另外，服用有些治疗炎症性肠病的药物时不宜饮酒。因此，每天适度饮酒对炎症性肠病患者来说可能并不合适。

42. 炎症性肠病患者如何减轻饮食后的腹部疼痛等不适

在疾病发作的时候，饭后往往会出现腹部不适及疼痛，以下几种方法可以缓解：少吃多餐，每天吃 5 ~ 6 顿饭，而不是传统的一日三餐。为了减轻肠道负担，补充营养时，应循序渐进。切不可操之过急，以免适得其反。减少油腻及油炸食品的摄入，如：黄油、人造黄油、奶油沙司、猪肉产品等可能会导致腹泻以及腹胀。

做过小肠切除手术的患者这些症状会更加频繁发生，所以脂肪应限制在每日 40 克以下。禁用各种浓烈刺激的调味品，如辣椒、花椒、酒类等，避免对肠黏膜的刺激。如果乳糖不耐受则要限制牛奶及奶制品的摄入。

然而，有些人按照这些方法饮食仍然会出现饭后腹部绞痛，这时需要药物来治疗。比如泼尼松会减轻小肠炎症，缓解腹痛。当病情平稳的时候，在饮食前 15 ~ 20 分钟服用止痛药或止泻药会帮助缓解症状，保证良好的营养摄入。

43. 营养状况对于炎症性肠病患者很重要吗

非常重要。克罗恩病尤其是病变累及到小肠，发生营养不良的主要原因是食物摄入不足。慢性疾病会增加身体的热量和体力的消耗，尤其在疾病发作的时候更明显。好的营养状况使身体更容易恢复健康，因此必须努力避免营养不良。恢复及保持营养是治疗克罗恩病的关键。所以对于克罗恩病患者，要加强营养支持。

主要包括肠内营养及肠外营养支持两种。肠内营养能够直接提供高营养物质到患者的胃及小肠内。肠内营养液可以通过鼻胃管整夜进行鼻饲。这种方法能够使患者在休息时能接受营养。到了清晨，可以拔除鼻胃管去工作或上学或者从事其他正常活动。这样，患者就能够摄入所需的所有营养。肠内营养也可以通过胃造口管给予。胃造口术是运用手术方式经皮置入引流管至胃腔用作营养供给的一种手术方式，这种营养可以整夜给予。有些患者更倾向于胃造口方式营养，因为能够避免从鼻腔插管的痛苦。肠外营养是通过腔静脉导管将营养液注入大血管进入体内。尽管它使得肠道获得了休息，补充了所需的各种营养物质，但肠外营养与肠内营养相比，存在更多并发症，而且价格昂贵得多，需要专业的训练才能使用。

44. 聚餐和节假日时，患者在饮食上需要注意什么

需要注意以下几点：①忌酒、浓茶及碳酸饮料；②忌辛辣刺激、油腻、油炸食物；③忌麦麸含量高的食物；④选择低纤维、低脂和少渣饮食；⑤若存在乳糖不耐受，建议避免奶制品。

45. 炎症性肠病患者备孕时该如何补充叶酸

无论是否患有溃疡性结肠炎或克罗恩病，计划怀孕的女性都应该摄入叶酸来减少胎儿神经管缺损的可能，怀孕期间叶酸缺乏较为常见。一般建议怀孕前 3 个月至怀孕后 3 个月每天摄入叶酸至少 400 微克，尤其是服用柳氮磺吡啶的患者。

46. **炎症性肠病患者孕期的饮食该注意些什么**

饮食上应以低纤维、少渣、低脂、高热量、高营养、优质蛋白饮食为主，并补充维生素及矿物质，此外对胎儿或婴儿有不良影响的食物应忌口。怀孕期间，可能需要避免摄入维生素 A 含量高的食物，因为它可能影响胎儿，同时应该避免饮酒。此外，怀孕期间体重增加应该是平稳的，避免体重快速增加。

第三节　溃疡性结肠炎、克罗恩病的其他生活问题

1. **患病后会影响生活质量吗**

如果能积极配合治疗并养成良好的生活习惯，大部分患者生活质量可以维持在一个相对满意的状态，但由于目前该病无法根治，治疗效果不尽如人意，病程反复发作，甚至出现并发症，一些病情较重的患者手术后也无法长期维持疗效，因而生活质量会急剧下降，预后不良。因此最重要的是要早期发现，尽早控制其发展，更容易长期维持较好的生活状态。

2. **溃疡性结肠炎患者能吸烟吗**

因为吸烟本身会导致癌症及心血管、肺部疾病的风险增加，而且还有研究发现，溃疡性结肠炎患者吸烟也会增加其关节和皮肤问题发生的风险。因此，出于对整体健康的考虑，还是建议患者不要吸烟。

3. **被动吸烟会影响炎症性肠病病情吗**

有人指出吸二手烟会使溃疡性结肠炎患者更易出现结节性红斑等肠外表现。考虑到二手烟中含有大量有害物质，即使短时间吸入也可能给患者健康造成危害，增加患肺癌、乳腺癌、冠心病等疾病的风险。因此，我们强烈建议尽可能避开二手烟环境。

溃疡性结肠炎患者需要戒烟吗

　　吸烟会增加人们患癌症（如肺癌等）、心血管病、慢性支气管炎等疾病的风险。我们有很多药物能够较好地改善患者的疾病状况，它们不仅副作用小，而且治疗效果好。戒烟能够改善消化道的整体健康，也能给患者带来其他健康益处。因此，我们鼓励每一个人都戒烟，无论是否患有溃疡性结肠炎。

5. **炎症性肠病患者可以通过哪些运动来减压**

　　可以到户外欣赏自然风光，进行适度的低强度锻炼（有氧运动）。比如，选择步行而不是坐车去超市，选择步行上楼而不是乘电梯上楼等。如果决定参与规律的锻炼，请询问医生，并与医生共同制订适合自身的锻炼计划。炎症性肠病患者应该选择参加一些有氧运动，如快步走、适当骑自行车、游泳或定期地参加有氧运动班，患有溃疡性结肠炎并不影响参加这些活动。需要强调的是即便患者没有感到任何的不适，也不建议剧烈运动，请保证有足够的休息。

　　锻炼身体对保持身体健康和良好形象都很重要。当疾病处于活动期时，患者需要尽量卧床休息，不建议体育锻炼；但是当疾病得到缓解时，建议患者养成有规律地进行强度低的体育锻炼的习惯（适当步行、快走）。经常锻炼的好处有很多，包括获得幸福感、强壮的体魄及控制体重等。

6. **炎症性肠病患者外出旅行时需要携带哪些药品和物品**

　　外出旅行有可能因为水土不服、旅途劳顿导致病情复发。炎症性肠病患者外出旅行时需要随身携带足够的药物，造口术患者还需携带辅助用品，保证及时服药或更换辅料。在携带平时会用的药物的同时，还可以带一些应急药物：止泻药（如蒙脱石散）、解痉药（如东莨菪碱）、口服补液盐和止痛药（如对乙酰氨基酚）等。同时需要注意的是，如果病情严重，建议尽快到当地医院就诊。因为炎症性肠病患者，大便次数较多，所以外出旅行时留意周围卫生间所在的位置及相关便捷通道，以便出现腹泻时能快速准确地找到卫生间。另外，建议随身携带行装湿巾、软纸巾、干净内裤、小包装消毒液等。

7. 外出旅行时需要自己携带食物吗

炎症性肠病患者外出旅行时最好自己随身携带自己能够耐受的食物，旅行注意营养搭配、水分补充等，注意饮食卫生和饮食习惯，避免食用不洁及平时不耐受的食物，且保证充足的休息和睡眠。

8. 炎症性肠病患者长途旅行时需要注意什么

炎症性肠病患者计划国际旅行时，要弄清楚当地的疫苗接种建议及要求，以及已经发出的疾病预警。因为治疗炎症性肠病的药物包括糖皮质激素、免疫抑制剂或生物制剂，在这种情况下，是不适宜接种有活性病毒的疫苗。这些疫苗包括脊髓灰质炎疫苗、黄热病疫苗、水痘疫苗及轮状病毒疫苗等。同时，建议炎症性肠病患者外出旅行时需要携带一份自身的病情介绍（过敏史、诊断、治疗经过、目前用药及恢复情况，必要时可增加当地医生的建议和注意事项，若是出国，请做好翻译），方便随行人员及当地医护人员了解自身的病情，同时留意外出地附近的医院及药房，以便应对突发事件。

长途旅行时需要注意避免深静脉血栓的形成。炎症性肠病患者本身存在血液高凝状态，有增加血栓形成的风险。飞机长途飞行长达 4 个小时以上，这可能导致血凝块的形成，而长途汽车、公共汽车或火车旅行同样存在危险。因此需要注意定期活动下肢等，避免血栓形成。可以做到以下几点，以减少旅途中的风险：①穿着宽松舒适的衣服；②多喝水，但避免酒精和含咖啡因的饮料；③避免吸烟；④经常旋转脚踝，弯曲小腿肌肉；⑤经常深呼吸；⑥定期在火车车厢、船舱内走动，汽车停在服务区时，要下车走动；⑦穿着旅行压缩袜。另外，建议炎症性肠病患者外出旅行时将病情告诉导游或相关负责人，以防在疾病突发情况时，能得到周围人的理解、支持和必要的帮助。

9. 炎症性肠病患者可以正常参加工作和学习吗

一般而言，在疾病缓解期时患者基本可以拥有相对正常的运动、工作、学习和生活，但在活动期，很多不适症状可能影响身体并改变生活方式。

10. 炎症性肠病患者可以接种疫苗吗

可以接种。炎症性肠病患者是机会性感染的高风险人群，所以疫苗接种在炎症性肠病患者的治疗与管理中非常重要。炎症性肠病常需要使用糖皮质激素、免疫抑制剂和生物制剂，可能会引起病毒的再激活，比如慢性乙肝病毒。如果应用免疫抑制药物期间需要接种减毒活疫苗，建议停用糖皮质激素1个月，停用免疫抑制剂3个月以上。如果在免疫抑制剂应用前需要接种减毒活疫苗，则应推迟使用免疫抑制剂至少3周。

11. 患病后应该接受哪些免疫接种

治疗前应该已接受预防常见的疫苗，包括麻疹、水痘、白喉、百日咳、破伤风等。减毒活疫苗在溃疡性结肠炎和克罗恩病患者行免疫抑制剂治疗时是禁忌。使用免疫抑制剂或激素治疗时，应避免接种活疫苗，如麻腮风疫苗、黄热病疫苗、伤寒疫苗、水痘疫苗及卡介苗等。

同时，溃疡性结肠炎和克罗恩病患者在疫苗注射次数和种类方面可能不同于正常人，在注射疫苗前需要将自身的病情告知医生。如乙肝（HBV）疫苗可能需要多打一次，HBV疫苗接种程序：双倍剂量接种和（或）再接种程序可能更好，即初次全程接种3针（0、1个月、2个月）40微克重组乙型肝炎疫苗，接种最后1针后1～3个月内复查抗HBs水平，抗HBs < 100IU/L者再重复1次上述3针疫苗治疗。2次接种总应答率为57%～79%。PPV23是针对肺炎链球菌的一种23价的多聚糖疫苗，含多达98%致肺炎的肺炎球菌血清型，建议开始治疗前2周接种肺炎球菌疫苗PPV23，以预防该菌感染。

12. 炎症性肠病患者应该在什么时候进行免疫接种

建议对于灭活疫苗，至少在接受治疗之前2周接种；对于减毒活疫苗，至少在用药之前4周接种。接受免疫抑制剂尤其是生物制剂治疗的儿童，最好在接受治疗前完成常规的计划免疫接种。如果应用免疫抑制药物期间需要接种减毒活疫苗，建议停用糖皮质激素1个月，停用免疫抑制剂3个月以上。如果在免疫抑制剂应用前需要接种减毒活疫苗，则应推迟使用免疫抑制剂至少 3 周。

目前还没有文献认为饲养宠物会对溃疡性结肠炎及克罗恩病的病情与发病有确切影响，但部分患者可能对宠物的毛发及排泄物过敏，并且一旦被宠物咬伤需要注射灭活的狂犬病疫苗。在使用激素、免疫抑制剂和生物制剂等药物时，患者自身免疫系统会被削弱，可能导致机体对疫苗的反应下降。因此，我们不建议炎症性肠病患者养宠物。

第四节　溃疡性结肠炎、克罗恩病的生育问题

1. **溃疡性结肠炎和克罗恩病对生育是否有影响**

大多数溃疡性结肠炎患者是可以生育的。女性患者需要在医生的指导下选择疾病处于缓解期时生育，在缓解期生育可降低发生妊娠并发症的可能性。另外，溃疡性结肠炎对男性患者的生育影响更小，通常不影响患者的生育能力，在准备生育前及时与治疗医生沟通，必要时及时调整治疗方案，无须过度担心而放弃生育。

溃疡性结肠炎和克罗恩病虽有较强的遗传特性，但是其发病是由多种因素共同作用而产生的。目前的研究认为炎症性肠病与遗传、环境、肠道微生物及免疫等因素之间复杂的相互作用相关。炎症性肠病的患者子代并不一定发病。据统计，亚洲国家的炎症性肠病家族史明显比西方国家少见，我国炎症性肠病家族聚集性不明显。

而且一般情况下只要发现得早并进行有效治疗，溃疡性结肠炎和克罗恩病不会导致人生育能力异常，因而结婚生子是可以相对正常进行的。但是克罗恩病是一个慢性炎症性疾病，长期的炎症状态会导致机体受孕困难，精子质量下降，且克罗恩病易形成瘘管，引起阴道内部感染，进而可能会引起性功能障碍以及受孕障碍。同时，妊娠对于机体来说也是一个应激反应，孕妇大多情绪不稳、易焦虑，这也会加重炎症性肠病的病情。

在妊娠期间不要使用免疫抑制剂及大剂量糖皮质激素，5- 氨基水杨酸相

对较为安全，可在妊娠期内用作控制症状的药物，且克罗恩病会影响叶酸、维生素 B_{12} 等的吸收，因而在受孕期间应该额外补充足量的叶酸等维生素。

2. 性生活会对疾病有影响吗

对于几乎所有的溃疡性结肠炎患者来说，性生活不会对疾病造成过度的压力，反而会让患者缓解精神压力，更加热爱生活。对于很多人来说，身体健康中很重要的一部分就是性生活。

3. 炎症性肠病的疾病活动会影响性功能吗

炎症性肠病活动期可能会影响性功能。曾做过手术的就不一样了，有 25% ~ 35% 的溃疡性结肠炎患者需要手术治疗切除肠道或做造口术，术后可能导致男性患者性功能障碍，这是因为手术可能会损伤支配性功能的神经。

而克罗恩病患者有 70% ~ 90% 需要手术，切除小肠是最常见的手术，小肠的手术一般不会损伤到相关的神经，但是可能因为手术后改变了腹腔内脏器的位置、纤维化形成或者心理因素，都有可能导致性功能障碍。目前的研究提示炎症性肠病患者手术后性功能障碍的发生率很低，即使发生了，大部分可以通过药物（如西地那非）明显改善。

4. 治疗炎症性肠病的药物会影响男性生育力吗

部分治疗炎症性肠病的药物可能会影响男性生育力。柳氮磺胺吡啶确实会使精子的数量明显下降，但是该影响在停药后是可逆的。糖皮质激素对炎症性肠病男性患者生育力的影响尚无准确结论。环孢素的动物实验发现精子异常、少精子症、精子活动度降低；甲氨蝶呤可能引起可逆性的精子减少症；抗生素对炎症性肠病男性患者生育力的影响尚无定论。

5. 炎症性肠病对女性患者的生育力有影响吗

没有证据证明溃疡性结肠及缓解期的克罗恩病会影响生育，但是活动期的克罗恩病可能导致生育力的下降，因此建议尽量控制克罗恩病的病情。在药物方面，目前还没有发现治疗炎症性肠病的药物影响女性生育力。炎症性肠病患者因病情变化可能需要行手术治疗，若行盆腔手术或腹部手术都有可能增加女性患者不孕的风险，经腹腔镜手术比开腹手术风险小些。

6. 炎症性肠病该采用何种方法避孕

建议采用避孕套避孕。大部分的口服避孕药是通过小肠吸收的，并且这样的吸收对于避孕效果来说是最关键的。如果通过小肠的时间过长，或者曾做过回肠造口术（可能没有足够长度的小肠来吸收），又或者由于炎症已使小肠吸收功能受损，那么避孕可能失败。宫内节育器通常不被推荐，因为溃疡性结肠炎引起的腹痛可能会被误诊为盆腔的炎症。而宫内节育器造成的炎症或感染又可能会被误诊为溃疡性结肠炎的活动，这些都有可能延迟进行正确的治疗。

7. 口服避孕药会增加炎症性肠病复发的风险吗

大多数文献报道，口服避孕药是女性炎症性肠病发病的一个危险因素，尤其对于克罗恩病。长期口服避孕药也可能增加溃疡性结肠炎和克罗恩病患者复发的风险。因此，建议尽量避免服用口服避孕药。

8. 炎症性肠病患者如何备孕

怀孕前，最好能达到理想体重，因为体重下降是营养状况变差的预警之一。孕前尽量做到没有维生素和矿物质缺乏，因为矿物质如钙和铁是骨骼和红细胞所必需的，维生素是维持细胞内特异代谢反应和机体正常生理功能所必需的。但维生素和矿物质的补充需要谨慎，应在医师的指导下服用。另外，控制疾病的药物要坚持服用。

9. 炎症性肠病会影响女性的经期吗

女孩如果在青春期前或正处于青春期时被诊断为患有炎症性肠病，那么她们的初潮通常会延迟。这可能是由于慢性的炎症或营养状况不良，导致机体无法分泌出性激素。慢性炎症可以阻断正常的激素信号与机体本身的"对话"。这些都会导致女性激素水平的降低，从而造成月经不规律或者绝经。

10. 服用治疗炎症性肠病的药物会影响女性经期吗

炎症性肠病常用的药物包括氨基水杨酸类（美沙拉嗪和柳氮磺吡啶）、激素和免疫抑制剂（硫唑嘌呤、甲氨蝶呤、沙利度胺等）。氨基水杨酸类药物并不影响月经，但激素可能通过抑制性腺轴影响月经；硫唑嘌呤尚无月经失调副作用的报道；甲氨蝶呤、沙利度胺可引起月经失调。

11. 为什么在月经期时消化道症状会更重

有研究证实，溃疡性结肠炎女性患者在月经期时比普通人的消化道症状更多。这些症状具有可预见性，每个月发生在同一个时间点，包括与疾病本身症状类似的腹痛、腹泻和便秘。很多女性患者在月经来潮前或过程中经历了更严重的症状，有些人认为这是"小复发"。事实上，这是较轻的并且可预见的一个现象，其具体机制尚不十分明确。

12. 月经期时出现腹痛可以服用止痛药吗

女性患者月经期出现腹痛、腹泻时可以保守处理，因为在月经期结束时，这些症状会随之消失。建议不要轻易使用那些用于缓解月经症状的非处方药，如止痛药和镇静药。这些药物含有大剂量的甲氨萘丙酸或阿司匹林，可引起消化道黏膜的炎症或损伤。

13. 炎症性肠病对女性绝经有影响吗

患有炎症性肠病的女性并不会比非炎症性肠病的女性绝经早。绝经会给女性的身体带来很多变化。研究表明，与炎症性肠病相关的一些消化道症状在这些女性绝经后会减轻。

14. **患有炎症性肠病的女性绝经后复发的风险会降低吗**

有研究发现，患有炎症性肠病的女性绝经后与绝经前复发的风险类似。该研究还发现，激素替代治疗对于炎症性肠病的疾病活动有保护作用，并且该作用呈现剂量依赖性。这意味着激素替代治疗的剂量越大，复发的风险越小。但是在将激素替代治疗推荐给所有绝经期的女性炎症性肠病患者之前，还需要更多关于外源性激素与炎症性肠病之间关系的研究。

15. **女性炎症性肠病患者怀孕时能不能用药**

在怀孕期间，如果疾病处于活动期，此时不用药物控制反而更有可能增加妊娠的风险。因此，最好能在准备怀孕前和医生沟通，使得炎症性肠病在怀孕前达到缓解，怀孕期间可以采用目前被认可的比较安全的药物维持疾病缓解。对于孕期需要药物治疗的患者，还是应该适当给予药物治疗。如果需要用药，建议向医生咨询。下面介绍的是美国食品药品管理局（FDA）发布的妊娠期药物分级说明。

妊娠期用药安全等级

分类	说明	孕妇用药安全等级
A 类	对照研究显示无害。已证实此类药物对人胎儿无不良影响	最安全
B 类	对人类无危害证据。动物实验对胎畜有害，但在人类未证实对胎儿有害，或动物实验对胎畜无害，但在人类尚无充分研究	可能安全
C 类	不能除外危害性。动物实验可能对胎畜有害或缺乏研究，在人类尚缺乏有关研究，但对孕妇的益处大于对胎儿的危害	可能有害
D 类	对胎儿有危害。市场调查或研究证实对胎儿有害，但对孕妇的益处超过对胎儿的危害	孕妇慎用
X 类	妊娠期禁用。在人类或动物研究，或市场调查均显示对胎儿危害程度超过了对孕妇的益处	妊娠期禁用药

　　如果怀孕的时候处在炎症性肠病缓解期，那么妊娠并不会增加妊娠的风险。也就是说，在长达近 10 个月的妊娠过程中，疾病复发的风险是存在的，但女性患者病情复发的风险是与未怀孕时相同，大概有 1/3 的患者会出现复发。但是，如果怀孕的时候处在疾病的活动期，我们有一个"1/3 法则"——1/3 的女性会好起来，1/3 的女性会处于持续活动期的状态，还有 1/3 的女性则会加重。因此，如果想怀孕的患者建议最好在疾病处于缓解期的时候怀孕。

　　孕期的药物使用需要专科医生指导。

　　（1）美沙拉嗪：目前认为每天 3 克的剂量是相对安全的。

　　（2）糖皮质激素：目前普遍认为妊娠期使用激素是相对安全的。但为避免潜在的引发胎儿腭裂的风险，妊娠期使用激素应尽可能避开妊娠期前 3 个月，且尽可能采用副作用较小的药物。

　　（3）硫唑嘌呤（依木兰）：相关动物研究显示其可导致多种畸形、唇裂、骨骼畸形、泌尿生殖畸形、中枢神经系统异常，需评估和权衡溃疡性结肠炎或克罗恩病孕期患者治疗的风险和药物对胎儿的致畸风险。

　　（4）甲氨蝶呤：孕期是禁用的，存在致畸风险，因为其在体内药效持续时间长，所以一般建议停用 3 ~ 6 个月后再怀孕是比较安全的。

　　（5）环孢素 A：溃疡性结肠炎患者在怀孕期间，若应用激素效果不佳，可选择安全有效的环孢素 A，该药可用于重症溃疡性结肠炎孕妇，以避免手术治疗，并尽量争取足月妊娠。

　　（6）沙利度胺：又叫"反应停"，因为能减轻女性怀孕早期出现的恶心、呕吐等反应，曾经广泛应用，但是导致不少新生儿先天四肢残缺（即海豹肢症），现已明确其具有致畸作用，会造成有肢体缺陷、中枢神经系统、呼吸系统、心血管系统、胃肠道、生殖泌尿系统异常，因此孕期禁用，且也不建议母乳喂养时使用。

　　（7）英夫利西单抗：英夫利西单抗在孕早期是不通过胎盘的，研究表明与未使用英夫利西单抗的妊娠期炎症性肠病妇女相比，使用英夫利西单抗并不增加早产、先天畸形等妊娠不良后果的风险，因此是相对安全。

更多的药物还可参考美国食品药品监督管理局对妊娠期及哺乳期炎症性肠病药物治疗的建议。

妊娠期炎症性肠病药物治疗的建议

药物分类	常用药物	FDA 分级	妊娠期建议
氨基水杨酸	柳氮磺吡啶、美沙拉嗪、巴柳氮	B	安全
抗生素	阿莫西林、克拉维酸钾	B	安全
	环丙沙星	C	禁用
	甲硝唑	B	慎用，特别是妊娠早期
糖皮质激素	泼尼松 布地奈德	C	不建议使用
免疫抑制剂	硫唑嘌呤 / 6- 巯基嘌呤	D	禁用
	环孢素	C	国内资料建议禁用
	甲氨蝶呤 / 沙利度胺	X	禁用
生物制剂	英夫利西单抗	B	可能安全，避免妊娠晚期使用
止泻药	蒙脱石散	B	安全
	盐酸洛哌丁胺	B	妊娠早期用药需权衡利弊

18.　妊娠期女性炎症性肠病患者注射疫苗要注意什么

妊娠期女性患者接受疫苗注射一定要在医生的指导下进行，如果临床需要在妊娠期间进行免疫接种，最好选择灭活疫苗，因为妊娠期使用活疫苗的安全性尚未明确。如妊娠期间注射灭活的流感疫苗，产生的免疫球蛋白可通过胎盘过继免疫给胎儿并保持 6 个月。

19.　炎症性肠病会导致孕期患者早产吗

炎症性肠病患者中早产儿（＜ 37 周妊娠）、低体重儿（＜ 2500 克）、先天畸形、剖宫产的发生率要高于正常人群，但是不良结局主要受疾病活动度影响。活动期溃疡性结肠炎患者出现早产和低体重儿的风险是正常女性的 2.72 倍和 2.10 倍，而活动期克罗恩病患者为 2.66 倍和 3.3 倍。炎症性肠病还可能增加孕妇血栓栓塞和营养不良的风险，并且活动期出现死胎的风险高于正常人 5 倍。所以，患者最好在怀孕前将疾病控制为缓解期，怀孕过程中保持疾病缓解。

20. 怀孕后病情加重需要手术怎么办

怀孕期间如果病情加重，病情处于活动期，需尽快控制病情，使其尽快稳定下来，如果出现中毒性巨结肠、穿孔、严重出血或肠梗阻，需要考虑外科手术，需要明确的一点是，外科手术可能会导致胎儿流产，特别是在妊娠期前 3 个月。而妊娠患者可选择的手术方式包括全结肠切除术、部分结肠切除术、节段性肠道切除术、回肠造口术。一般来说，为了减少手术后的并发症，可优先选择临时的回肠造瘘术。

21. 孕期因控制病情需要，可以使用抗生素吗

炎症性肠病患者出现感染时常常需要使用抗生素，比如甲硝唑、环丙沙星、青霉素类等。目前的研究证实，甲硝唑可能有致畸和致癌风险；环丙沙星可能会导致胎儿发育异常。所以在妊娠期及哺乳期应避免使用上述两类药物。在妊娠期，青霉素的使用是安全的。

22. 孕期大便次数增多，可以用止泻药物吗

止泻药物如地芬诺酯、蒙脱石散、洛哌丁胺等药物。现在的研究证明地芬诺酯可能会导致畸形，所以孕妇，特别是妊娠期前 3 个月避免使用此类药物。洛哌丁胺无确切的致畸作用和胚胎毒性，但孕妇，尤其是在妊娠前 3 个月内的孕妇，仍应权衡利弊使用。而蒙脱石散相对安全，可以使用。

23. 孕期做肠道检查会对宝宝有影响吗

孕期长达 10 个月，难免会出现病情复发。因炎症性肠病病情复查需要抽血、肠镜检查，有时还需要做腹部 X 线检查、CT 检查、磁共振检查等，确实有些检查对胎儿可能有影响。众所周知，放射线可能会导致胎儿畸形，炎症性肠病患者尽量不进行放射线的检查，腹部 X 线检查和 CT 检查都具有放射性，仅在怀疑肠梗阻或中毒性巨结肠时慎重应用。在怀孕期间，做肠镜、胃镜及活检对孕妇和胎儿都是可以耐受的。但是除非临床必需，否则尽量避免孕期做肠镜检查，或者推迟到产后进行。磁共振检查是没有放射线的，在孕期检查是安全的。

24. 伴有炎症性肠病，该如何选择生产方式

生产方式需由多学科讨论决定，但是最主要是听从产科医生的建议。如果有活动性的肛周病变或者直肠病变，经阴道分娩可能会加重肛周病变，建议实行剖宫产。部分轻度活动或者静止期克罗恩病患者可以经阴道分娩。但是为了防止病变累及肛门，应该避免使用外阴切开术。另外，曾行回肠储袋肛管吻合术或者回肠直肠吻合术的患者需要实行剖宫产术。

25. 什么情况下要必须做剖宫产

如果分娩的时候有肛周的活动性炎症，那么剖宫产可以避免在生产过程中由于创伤而使肛周的情况变得更糟。有些外科医生建议做过储袋手术的患者最好做剖宫产，因为保持适当的肛门括约肌的功能是至关重要的。而不管有没有储袋，阴道分娩都可能累及肛门括约肌的功能。

26. 哺乳期炎症性肠病患者的用药建议有哪些

哺乳期炎症性肠病患者用药建议

药物种类	药物名称	母乳中药物浓度及安全性问题	母乳喂养建议
氨基水杨酸制剂	美沙拉嗪 柳氮磺胺吡啶 巴柳氮	乳汁中含量极少，个别患者可能出现腹泻	安全
抗生素	甲硝唑	口服或静脉注射都会分泌到乳汁中，可能会诱导突变（尚无哺乳导致突变的数据）	禁用
	环丙沙星	会分泌到乳汁中，应警惕其导致的腹泻和念珠菌病	较为安全，应在服药后 3～4 小时以后进行喂养
	阿莫西林克拉维酸	会分泌到乳汁中，应警惕其导致的腹泻和皮疹	安全
	利福昔明	很少会分泌到乳汁中	应避免使用
糖皮质激素	泼尼松	母乳中含量与服用剂量相关	安全
	泼尼松龙	推荐高剂量方案，每日大于 20 毫克，应在服药后 3～4 小时之后再行哺乳	安全
	布地奈德	母乳中含量低	安全
免疫调节剂	环孢素	乳汁中药物含量变化较大，但在母乳中血药浓度小于母体的 2%	可能是安全的，但需要监测幼儿血药水平
	甲氨蝶呤	小剂量使用时乳汁中含量较低	禁止大剂量使用
	巯基嘌呤类药物（AZA、6-MP）	乳汁中含量极低	安全
	他克莫司	乳汁中含量极低	安全（但数据有限），需要监测幼儿血药水平

药物种类	药物名称	母乳中药物浓度及安全性问题	母乳喂养建议
生物制剂	ADA	母乳中血药浓度低于母体血药浓度的 1%，在注射后 1 ~ 6 天内浓度最高	安全
	赛妥珠单抗	乳汁中含量极低，在注射后0.5 ~ 2 天内浓度最高	安全
	英夫利西单抗	母乳中血药浓度低于母体血药浓度的 0.5%，在注射后 1 ~ 4 天内浓度最高	安全
	那他珠单抗	乳汁中含量极低	安全
	维多珠单抗	未知	安全

第四章

儿童溃疡性结肠炎和克罗恩病

1. 儿童炎症性肠病患者多吗

在美国约 1/4 的炎症性肠病患者年龄在 18 岁以下。学龄前炎症性肠病患儿中，溃疡性结肠炎和克罗恩病一样常见。然而，随着年龄的增长，这个比例会发生变化，炎症性肠病学龄患儿以克罗恩病居多，约是溃疡性结肠炎患儿数量的 3 倍。克罗恩病患者各个年龄段的都有，其中儿童和青少年患者不在少数。在国外的数据中，每 10 万人中就有 58 个儿童或青少年患有克罗恩病。我国没有大规模的流行病学调查，有报道 2000 ~ 2010 年上海 0 ~ 14 岁儿童炎症性肠病的发病率从每 10 万人每年新发病 0.5 人升至每 10 万人每年新发病 6 人，增长近 12 倍。

2. 儿童患者最常见的发病年龄是多少岁

炎症性肠病患儿最常见的诊断年龄大约是 12.5 岁，但小到 3 岁的儿童也会发生炎症性肠病。儿童和青少年炎症性肠病具有与成年人相似的临床症状和问题，但也有很大的差异。

3. 儿童患炎症性肠病是因为遗传吗

炎症性肠病的病因和发病机制尚不明确，它是遗传因素和环境因素综合作用的结果，但儿童可能具有独特的发病机制。尽管目前还没有发现明确的炎症性肠病致病基因或基因组，但遗传因素可能在炎症性肠病发病过程中起重要作用。一些研究发现，儿童克罗恩病与遗传有较大的关系，不过遗传因素在亚洲国家比西方国家少见。

4. 儿童诊断炎症性肠病需要做什么检查

儿童诊断炎症性肠病，需要做的检查与诊断成人炎症性肠病基本一样。需要做肠镜、胃镜及活检病理学检查，有条件的医院还需要做 MRI 或 CT 检查，同样也需要完善基本的抽血检查和粪便检查等。

5. CT 检查或 MRI 检查哪种更适合儿童患者

为了尽量减少人体一生中接受的辐射剂量，儿童炎症性肠病患者只有在必要时才能做 CT 检查。MRI 检查虽价格昂贵，但其不会产生电离辐射，MRI 与其他非侵入性检查一起运用来评估疾病情况的方式，也越来越普遍地应用于临床。

6. 儿童患者的病变性质与成年人相同吗

儿童炎症性肠病的病变性质与成年人的不同，炎症常发生在上消化道，包括食管、胃、空肠。因此，儿童炎症性肠病的临床表现也不同于成年人。与成人相比，儿童患者病变范围可能更广，另外，结肠切除术的风险也高于成人。小肠炎症往往引起腹部隐痛，胃部炎症会引起恶心、呕吐，而食管炎症会引起吞咽困难，所以儿童及青少年炎症性肠病的症状不典型，年龄越小，症状越不典型。

7. 得了炎症性肠病，会不会影响生长发育

儿童炎症性肠病患者常常表现为生长停滞，而且生长停滞甚至早于肠道症状的发生。克罗恩病病变常发生在小肠，小肠是吸收营养物质的部位，病变在小肠，就会影响营养物质的吸收。营养不良和生长停滞会导致青春期延迟。如果骨骼生长板还未融合关闭，那么这些情况还可以逆转。骨骼停止生

长通常发生在 15 岁左右，所以儿童及青少年炎症性肠病患者会出现生长停滞、青春期延迟的情况。

8.　如何判断孩子生长发育有问题

　　如果孩子比班级里的大部分同学都矮，如果孩子的衣服穿了很长一段时间号码都没变，就需要警惕是否有生长迟缓了。还有一种较为科学的测试方法，参照生长曲线图，至少每 6 个月给孩子做一次记录，将孩子的身高体重描画在图上。这张图可以体现孩子的生长发育在同龄儿童中的水平，做得好的家长常常是第一个发现儿童生长发育变化的人。

9.　儿童炎症性肠病患者为什么要进行手臂 X 线检查

　　儿童患者进行手臂 X 线检查目的是确定骨骼生长情况。如果将运用于成年人的骨密度检查用于儿童，其结果可能不准确。所以，进行手臂 X 线平片检查有助于了解孩子相较于实际年龄的生长潜力。

10.　儿童炎症性肠病怎么治疗

　　儿童炎症性肠病治疗使用的药物与成人的一样，糖皮质激素、免疫抑制剂、生物制剂、肠内营养等。诱导缓解可以用到糖皮质激素和肠内营养，维持缓解使用肠内营养、免疫抑制剂和生物制剂。

11.　儿童患者使用糖皮质激素治疗需要注意什么

　　儿童炎症性肠病患者使用糖皮质激素能够迅速地将病情控制下来，缓解率高，可达 80% 以上。糖皮质激素可经口服或静脉途径进入人体内。建议使用口服激素，如布地奈德，可以显著减少激素的副作用。另外，使用激素时需要补充钙剂和维生素 D。糖皮质激素的服用可刺激胃肠道黏膜，导致溃疡的出现，需注意保护胃。但不可以使用激素维持症状缓解，因为长期摄入激素会显著减缓患儿的身体发育。

12. 儿童炎症性肠病患者可以使用免疫抑制剂吗

免疫抑制剂如 6- 巯基嘌呤、硫唑嘌呤和甲氨蝶呤对儿童及青少年患者都是有效的治疗方法。和成年人的治疗一样，这类药物可帮助儿童患者避免或摆脱激素依赖。如果氨基水杨酸治疗效果不佳或无效，那么免疫抑制剂将是下一步的治疗药物。但应严密监测血常规、肝肾功能等情况，警惕免疫抑制剂副作用。免疫抑制剂一般需要较长时间起效，起效前仍然需要配合其他药物一起治疗。

13. 免疫抑制剂治疗主要的副作用有哪些

和成人使用免疫抑制剂是一样的。免疫抑制剂可以导致肝损伤，并且与使用的剂量有关，剂量越大，发生肝损伤的可能就越大，还可能造成骨髓抑制、淋巴瘤。服用免疫抑制剂期间发生淋巴瘤的风险高于普通人群。特别是在使用免疫抑制剂前，需要排除 EB 病毒的感染，因为 EB 病毒与淋巴瘤发病有关。

14. 使用免疫抑制剂会不会导致免疫力下降

根据目前的研究，免疫抑制剂的使用不会增加感染的风险，但是仍需要照顾好孩子，以便早期发现感染，应鼓励孩子经常洗手以及养成其他预防感染的习惯。所有接受免疫抑制剂治疗的儿童每年都应该接种流感疫苗，但是不能接种任何活疫苗（如脊髓灰质炎疫苗或水痘疫苗等）。

15. 为什么儿童克罗恩病首选肠内营养

儿童克罗恩病患者常常出现营养不良、生长停滞。因儿童处于生长期，需要充足的营养物质满足其生长需求，肠内营养的使用可以满足儿童的生长需求。另外，肠内营养现已证实可减少黏膜炎症，帮助缓解病情，减轻症状，与糖皮质激素作用相当，并且几乎没有副作用，还可以用于疾病缓解期的维持治疗，因此儿童克罗恩病首选肠内营养。

16. 儿童炎症性肠病什么情况考虑做手术

除了成人炎症性肠病手术的指征，还有部分患儿出现生长迟缓、药物治疗效果不佳的情况，都考虑要做手术治疗。

针对儿童患者，炎症性肠病手术治疗的适应证主要包括：

（1）活动性病变局限于一段肠段，且最优化的内科治疗仍然不能控制疾病活动；

（2）青春前期或青春期克罗恩病患儿的骨龄在 6～12 个月内持续下降，且已经给予最优化的药物和营养治疗；

（3）对尽管使用最大量 5- 氨基水杨酸、硫唑嘌呤和英夫利西单抗治疗却仍有活动或者发现存在结肠发育异常的活动性或激素依赖的溃疡性结肠炎患儿，应考虑选择性的结肠切除术。

17. 手术治疗会影响儿童患者将来的生育能力吗

如果孩子因炎症性肠病而需要进行肠切除术，需要与医生讨论有关保护孩子未来生育力的问题。回肠 "J" 形储袋肛管吻合术与约 50% 女性的术后生育力下降有关。

18. 儿童患者需要额外补充营养吗

患儿处于生长发育期，所以营养物质的摄入应相对增加，以保证机体的需求量，应选择少食多餐、低纤维、少渣低脂、高热量、高营养、优质蛋白饮食，保证机体能够获得丰富的蛋白、热卡以及营养，还需要补充维生素及矿物质。

如果孩子生长发育不良，适当的营养供给是治疗方案中的重要环节。建议补充高蛋白或高热量的营养物质，包括蛋白粉、小安素，甚至每夜经鼻饲胃管补充能量。在炎症性肠病活动期期间，应给予低纤维素、易吸收消化的食物。

19. 儿童患者可以食用高热量的食物吗

可以。儿童处于体格和智力发育的重要时期，新陈代谢旺盛，对能量和营养素的需求较高，因此给儿童和青少年炎症性肠病患者提供充足合理的营养，努力维持其正常生长发育显得格外重要。为达到这一点，可食用高卡路里食物。但是，这类饮食需要平衡，要包含足够且丰富的维生素。

20. 如果儿童患者存在挑食怎么办

如果存在挑食问题，可能需要短期服用维生素和矿物质补充剂来促进孩子骨骼健康生长。如果孩子服用足量的特殊液体饮食，因为液体饮食营养均衡，所以额外的维生素和矿物质补充可能就不那么需要了。具体情况请与医生联系。

21. 儿童患者如何记录饮食日记

准备一个专门的饮食日记本记录。记录的主要内容包括：孩子每天进食哪些食物、进食量、食物的烹调方式及进食时间；进食以后的感觉；每日大便的次数、量、颜色、性状等。可以在带孩子就诊时带上饮食日记本，以便医生、营养师等进行回顾及提供指导意见。

22. 儿童患者可以参加体育运动吗

可以的。运动不仅可以增强体质，还可以让人心情愉悦、睡得更香。如果患儿疾病处于缓解期，可以尝试一些有氧运动，如快步走、适当骑自行车、游泳打乒乓球、跳绳等运动。但是，如果运动引起腹痛、关节炎或其他不适，则应适当限制运动强度。长期的激素治疗可能使患儿易发生骨折，所以类似足球或掰手腕等运动尽量不要参加。

23. 病情控制得很好，但为什么孩子总觉得身体不舒服

如果患儿总觉得身体上有各种不适，而这些不适与疾病本身的严重程度

不相符，那么请家长留心孩子是否有抑郁或焦虑的症状。因为儿童及青少年患上炎症性肠病后，确实需要面对诸多的挑战，炎症性肠病患儿普遍存在抑郁和焦虑的症状，必要时应咨询心理医师。

24. 孩子感觉很焦虑，常常睡不好，会影响疾病好转吗

对于一个患慢性疾病的孩子来说，要让他一直对疾病保持一种积极的态度几乎是不可能的。但是，保持积极的态度无疑是非常重要的。各种研究及证据表明，紧张和抑郁会增加疾病的复发概率，甚至有些患者说，当他焦虑或绝望时，他能预见疾病的复发。

25. 孩子患病期间如何处理好与老师和同学的关系

▶向学校老师说明孩子的疾病情况

要详细说明该疾病特点。因为孩子的大部分时间是在学校度过的，可能需要频繁地去厕所，可能经常不能去上课或需要住院，所以需要向老师、学校管理者以及校医讲明孩子疾病的具体情况，及时与孩子、学校以及相关医护人员沟通，来解决孩子的学习问题，甚至休学问题。

▶向学校同学说明孩子的疾病情况

孩子无法控制请假的频繁程度，经常请假会引起其他同学的注意和好奇，为什么您的孩子会得到老师的特殊关照，他们如果不了解孩子正在经历什么，也许会对此产生怨恨。因此，必要的时候可以请老师向同学们说明实际情况。

26. 孩子因炎症性肠病害怕去学校或去公共场所，怎么办

不要紧，只要提前做一些准备，害怕就是多余的。在出发前带好卫生纸；到公共场所后，第一时间找到厕所在哪里；多带几条内裤。在学校，在任何时候，如果有不舒服或想上厕所，应当马上跟老师说。因为疾病的原因，老师不会因为这件事而批评孩子！

27. 吃药会影响孩子的外貌吗

类固醇激素引起的外形和情感方面的不良反应是无法隐藏的。长期使用激素会引起体重增加、满月脸、易怒，这将极大地影响孩子在学校或生活中与人相处。但其他治疗药物不会影响外貌或情绪的稳定性。

28. 孩子抑郁需要治疗吗

抑郁是一种疾病，需要治疗。如果孩子有抑郁的表现包括疲乏、伤心、睡眠习惯改变、不想参加平常的活动、经常生气或大哭、感觉孤独和绝望、想自杀等，首先要做的是要跟医护人员沟通，儿童可以在家长的陪伴下找精神科的医生或心理咨询师，他们会帮助一起度过疾病难关。社会心理学评估是炎症性患者管理的重要组成部分，因为心理和情感与身体一样也会受到疾病的影响，心理咨询是整个治疗过程的重要组成部分。

29. 如何让孩子保持积极的态度来对待疾病

预约好炎症性肠病的门诊时间，定期到门诊复查；鼓励孩子在门诊复诊期间说出自己的感受、症状，鼓励孩子多向医生提出自己的疑问；在门诊复诊时，仔细听取孩子的讲话，包括他们对疾病的理解，对药物名、药物剂量及药物的副作用等的掌握情况。随着孩子的长大，他们的理解力也在加强。

30. 可以经常问孩子的身体状况吗

建议每天只询问孩子一次：今天感觉如何？为了不使孩子情绪受挫，告诉他每天只问一次，并且他可以选择时间。作为交换，孩子需要如实地告知自己的身体情况。同时，要确保孩子知道他们可以随时提出或询问疾病相关的问题。

31. 怎么知道孩子每天都能按时吃药呢

一些炎症性肠病患儿因为不良的服药依从性而最终需要接受手术治疗。

因为手术代价比较大，所以鼓励家长们看着孩子们把药吃掉。这需要考验家长的机智和灵活性。家长以若无其事的方式，安排早上或晚上在孩子吃药的时间和他们在一起，即使只有 1～2 分钟。

32. 该如何培养孩子独立处理疾病的能力

允许孩子管理自己的疾病，根据他们的年龄和成熟度，孩子们在看医生时需要自己讲述病情，自己与医生交流。即使小孩子只能回答简单的问题，也经常比父母更清楚问题的答案，毕竟这些症状发生在他们自己身上。当孩子再大一点的时候，甚至可以在孩子看诊的时候，父母在候诊室里等待。

33. 如何提高孩子服药依从性

尽量不要逼迫孩子去吃药，越逼迫他们，他们越无法将药物吞咽下去。向他们示范如何不经过咀嚼就可以一口把药物吞下去，通心粉是一个很好的选择，通心粉比大多数炎症性肠病治疗药片要大。通过这种方式，通常能让孩子顺利地服药。

34. 儿童炎症性肠病患者癌变的风险高吗

儿童及青少年炎症性肠病患者由于病程的延长，癌变的危险性会增加。炎症性肠病发病年龄小于 15 岁，是炎症性肠病发展为肠癌的危险因素。因此，儿童在更早的时候就需要注意筛查有无癌变。

35. 如何预防儿童患者癌变的发生

首先，氨基水杨酸治疗可以预防溃疡性结肠炎相关性结肠癌，这是儿童及青少年患者首选的治疗方法，应该马上开始。其次，孩子需要接受周期性内镜监测，全结肠炎和左半结肠炎分别是在确诊 8 年后和确诊 10 年后需开始行肠镜监测。

36. 可以通过大便检查来监测儿童患者的病情吗

目前通过大便检查寻找特定的蛋白质，其中以乳铁蛋白和钙卫蛋白最常用。当怀疑肠道有炎症时，在大便中检测到这两种蛋白可以揭示肠道存在活动性炎症。在一定程度上这些非侵入性检查可以帮助孩子避免接受内镜检查。

37. 可以通过血液检查来监测儿童患者的病情吗

可以的。目前临床上用得较多的相关血液指标，有血沉、C 反应蛋白。另外，血红蛋白、白蛋白、血小板在一定程度上也可以反映炎症性肠病患者的病情。还有其他的标志物，但大多未用于临床，常常用于科学研究。

结语

也许对于患者来说，最艰难的时期就是刚得知自己患上溃疡性结肠炎或克罗恩病的时候，很担心疾病会影响生活和工作，担心会导致癌症。您的担心和忧虑，需要有人和您一起承担，您可以寻求医生、家人、朋友和病友的帮助，一起讨论您的病情，共同分享经验，得到正确的治疗，尽量让您的生活恢复如常。在整个疾病的诊治过程中，您需要在医生的保驾护航下，自己管理好自己，化被动为主动，提高正确看待和处理疾病的能力，包括能够较好地掌握疾病的一些相关科学知识，提高对自己症状、情绪以及日常生活管理的能力。您需要定期检查、规范用药、坚持学习等，以达到更好地预防、控制疾病和提高生活质量的目的。这是一个综合和长期的过程，您为主导，医生、营养师等专业人士辅助您取得理想的效果，共同完成对溃疡性结肠炎和克罗恩病的控制和保健任务。

笔记

笔记

笔记